頭皮ストレスをなくすと髪がどんどん増えてくる

間違いだらけのスカルプケア常識

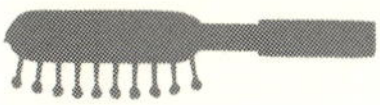

理容師
徳富知厚

青春出版社

はじめに

近年、巷《ちまた》ではスカルプケアがずいぶんと定着してきました。ちょっと大げさに言わせてもらえば、世間がようやくわたしに追いついてきたなといった感じです。

なぜなら、スカルプケアという言葉が流布するはるか以前から頭皮に着目し、「髪の毛を守りたいなら、まず頭皮を大事にせよ！」と主張し続けてきたからです。

最初の本を出版したのはもう20年近く前になりますが、そのときすでに「頭皮の色に髪の将来がはっきり現れている」と書いています。この本はマスコミにも取り上げられ、全国からたくさんのご相談も受けました。

床屋を始めて半世紀以上。お客さまの最大の悩みである薄毛や抜け毛を改善すべく、独自に研究を重ねてきました。髪がなくなったら、こちらも商売あがったり。床屋にとって、薄毛・抜け毛は商売敵だからです。

数々の文献を当たり、ときには専門家にお話も伺いました。しかし、何といってもわたしの強みはお客さまとの触れ合いにあります。薄毛という〝事件〟が起きている現場――すなわち、髪や頭皮を間近に見て、直接触れて、さらには健康状態から生活態度まであらゆる話を聞くことができます。もしかしたら、現場検証をする刑事さんより執念深かったかもしれません。

その結果、オリジナルのトニックやマッサージをはじめとする頭皮の改善方法を編み出したのです。

最初の本から20年、２冊めからも10年以上が経過しています。その間、世の中も大きく変わりました。

パソコンやタブレット、スマホが普及し、道を歩けば24時間営業のコンビニに行き当たる。便利になったものです。

では、髪を取り巻く環境もどんどん進化してよくなっているのでしょうか。

とんでもない！　残念ながら、ますます危険になっていると言わざるを得ません。

昼も夜もなく連絡が取れるため、睡眠時間が削られたり生活が乱れる。簡単に食べ物が手に入るせいで、栄養バランスを考えない。暮らしの便利さは、裏を返せばこうしたデメリットにつながるのです。

また、人間関係は昔よりもいっそう複雑になっているように感じます。

睡眠、食事、ストレスは髪にとって重要なキーワード。ここをおろそかにすると、気づかぬうちに頭皮はストレスを募らせていくのです。

さらに、もてはやされているスカルプケアも、「そりゃ、あかんで」と言いたくなることばかり。いつの間にか頭皮の皮脂が悪者にされ、根こそぎ取らないとハゲると思い込む人までいるのには愕然《がくぜん》とさせられます。

頭皮を気遣う、それ自体は大賛成です。けれど、さまざまな情報が氾濫しているせいか、とんでもない誤解も多いというのがわたしの実感です。間違ったケアをしていては薄毛が解消されるどころか、もっと進行する結果になってしまいます。

心にストレスを抱えていると心身が弱るように、頭皮もストレスを感じれば弱ります。血流が悪くなったり、酸化を起こしたり……。こうなると髪は抜ける一方で、新しい髪も生えてくれません。

頭皮ストレスは血液や内臓など、身体の内側とも深くつながっています。だからこそ、わたしは生活全般の見直しを強調するわけです。

髪と頭皮だけでなく、心や身体までひっくるめて考えないと、床屋もやっていけない時代になったのかもしれません。

年齢や性別に関わらず、頭皮ストレスを抱える方々は増えているように思います。しかし、頭皮ストレスは改善することが可能だと、わたしは断言します。早期に発見してケアに努めれば、薄毛や抜け毛を減らしたりスピードを緩めたりできるのです。

先に本を出版したあとも、わたしは数多くの頭に触れて研究を続けました。本書はそうした経験と実践の集大成です。

それらがあなたの髪を救う一助になれば幸いです。

2015年10月

徳富　知厚

頭皮ストレスをなくすと髪がどんどん増えてくる　目次

はじめに　3

1

遺伝よりも髪質よりも大事なこと
頭皮ストレスを引き起こす、知ってて知らない薄毛常識　15

そのスカルプケア、皮脂の取りすぎです!　16
朝晩シャンプー、清潔好きの人ほど、頭皮が危ない　19
内側からの油と、外から与える油では大違い　22
シャンプーを多めに使っても汚れ落ちがよくなるわけではありません　25
リンスやトリートメントで毛穴にフタをしていませんか?　28
遺伝する薄毛としない薄毛があるんです　30
ハゲたくないなら、頭皮の酸欠に要注意　34
薄毛につながる白髪、黒く戻る可能性のある白髪　37
フケとりシャンプーでフケが消えない!?　39

「カラーとパーマはしません」はホントに髪に優しいか 41
頭皮のためにブラッシング。やり方ひとつで毛根をつぶします 43
ドライヤーの風を当ててはいけない場所がある 45
抜け毛は、本数よりも抜け方が問題です 47
年齢よりも髪を左右する、「顆粒球」と「リンパ球」とは 49
円形脱毛症を招いてしまう、怖いストレス 52
薄毛、抜け毛、パサつき、ベタつき…すべては頭皮が肝心です 54

2 気づかないうちに進行している!? あなたの頭皮ストレス度をチェック！

57
頭皮ストレスの怖さ 58
☑頭皮が赤く色づいてきた 62
☑頭皮は硬い？　柔らかい？ 66

☑百会のツボを押したら、①痛い ②気持ちいい ③何も感じない のどれ？ 68
☑髪質が急に変化した 70
☑髪がなでつけやすくなった 72
☑円形脱毛症になった 74
☑手のひらの色が赤茶色に見える 77
☑首筋が凝《こ》る 79
☑眉から長い毛が生えてきた 81
☑耳たぶにできものができた 83
☑ため息が多い 85

3 洗い方、マッサージ、ツボ、呼吸法… 頭皮にやさしいヘアケア＆スカルプケアを始めよう 87

正しいシャンプーのポイント 88

石けんで洗うなら、オリーブ石けんがオススメ　91
血行を促進する、洗髪マッサージ　93
頭皮や髪に効く、3つのツボ　97
腹式呼吸で髪を強くする　100
スタイリング剤を使うなら「根元は避ける」　103
帽子は、通気性重視で選ぶ　105
ヘアスタイルは自然な「髪の流れ」を大事にする　108
円形脱毛症のためのカツラ利用法　110
バーコード頭についての、私の考え　113

4
ついにたどりついた徳富式の最新！漢方トニック
元祖・漢方トニック、つゆくさ化粧水から最新版トニックまで一挙公開

115
徳富式の漢方トニックとは？　116

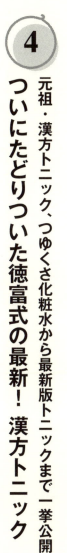

元祖・漢方トニックの作り方　119
酸化を防ぐ効果！　つゆくさ化粧水　122
つゆくさ化粧水の作り方　125
トニック&化粧水の使い方　127
漢方トニック&つゆくさ化粧水の効果をより上げるマッサージ　129
ついにたどりついた最新ブレンド、つゆくさ漢方トニック　132
つゆくさ漢方トニックの作り方　137

5 顆粒球人間とリンパ球人間について
からだが弱るほどに髪も頭皮も弱る！

143
内臓の弱りは髪にテキメンに表れる　144
薄毛予備軍、顆粒球人間とは？　147
あなたは顆粒球人間か、リンパ球人間か。今すぐチェック！　150

秋に急に抜け毛が増えるのは、なぜか　154
円形脱毛症、薬より前にやってほしいこと　156
生活習慣を変えたら、リンパ球が増えた！　160
食習慣でハゲになる　162
薄毛に効く食べ物があった　164
睡眠不足の髪は、どんどんしおれていく　166
頭皮の酸化と自律神経の密接な関係　170
冷えは薄毛を加速させる　174
姿勢がいい人は髪の威勢がいい　177
身体の疲れから髪の疲れへ　179
ツボとマッサージでリンパ球を増やす　181
もっと身体の内側から健康に。わが家の特製粉末ドリンク　185

本文デザイン&DTP　ハッシィ
本文イラスト　瀬川尚志
企画協力　(株)レップ東京

1

遺伝よりも髪質よりも大事なこと

頭皮ストレスを引き起こす、知ってて知らない薄毛常識

そのスカルプケア、皮脂の取りすぎです！

床屋になって55年です。長いこと、いろいろな髪業界の流行《はや》り廃《すた》りを見てきましたが、昨今の流行りはスカルプケアでしょうか。

スカルプとは、つまり「頭皮」のこと。

若い方からご年配の方まで、スカルプケアが浸透してきたせいか、頭皮を気にされる方がとても増えているように感じます。

頭皮を清潔にせねば！　毛穴の皮脂を取り除かないと！　とやっきになっているようにお見受けできることもあります。毛穴に皮脂がつまって毛がはえてこなくなってしまう！　と、気になっているんですね。

頭皮の状態を気にかけることは、いい傾向、といえばいい傾向です。

しかし、どうも毛穴の皮脂を根こそぎ取らないといけないように思っている人が多いような気がしてなりません。

「髪や地肌のために、頭皮の皮脂はスキッと取り除かないといけない」と思い込んではいないでしょうか。

わたしたちの頭の毛穴からは皮脂が分泌されていますが、どうにもネガティブなイメージがつきまとっているようです。「ベタベタ頭なんて嫌われるよ」とか「ニオイの原因になりそう」とか、皮脂は汚いものという誤解のなんと多いことか。

皮脂はけっして悪者などではなく、健康な頭皮と髪にとってなくてはならない存在なのです。頭皮を保護するバリアだといっても過言ではありません。

頭が薄くなりかけている人、その兆候が見受けられる人は、必ずといっていいほど脂っけのないパサパサな髪をしています。これを清潔さの現れだと勘違いしてはいけませんよ。

こういう髪は梳《と》かしてもすぐに引っかかってしまいますし、きしむような櫛どおりの悪さも感じます。もちろん、頭皮もカサカサの状態です。

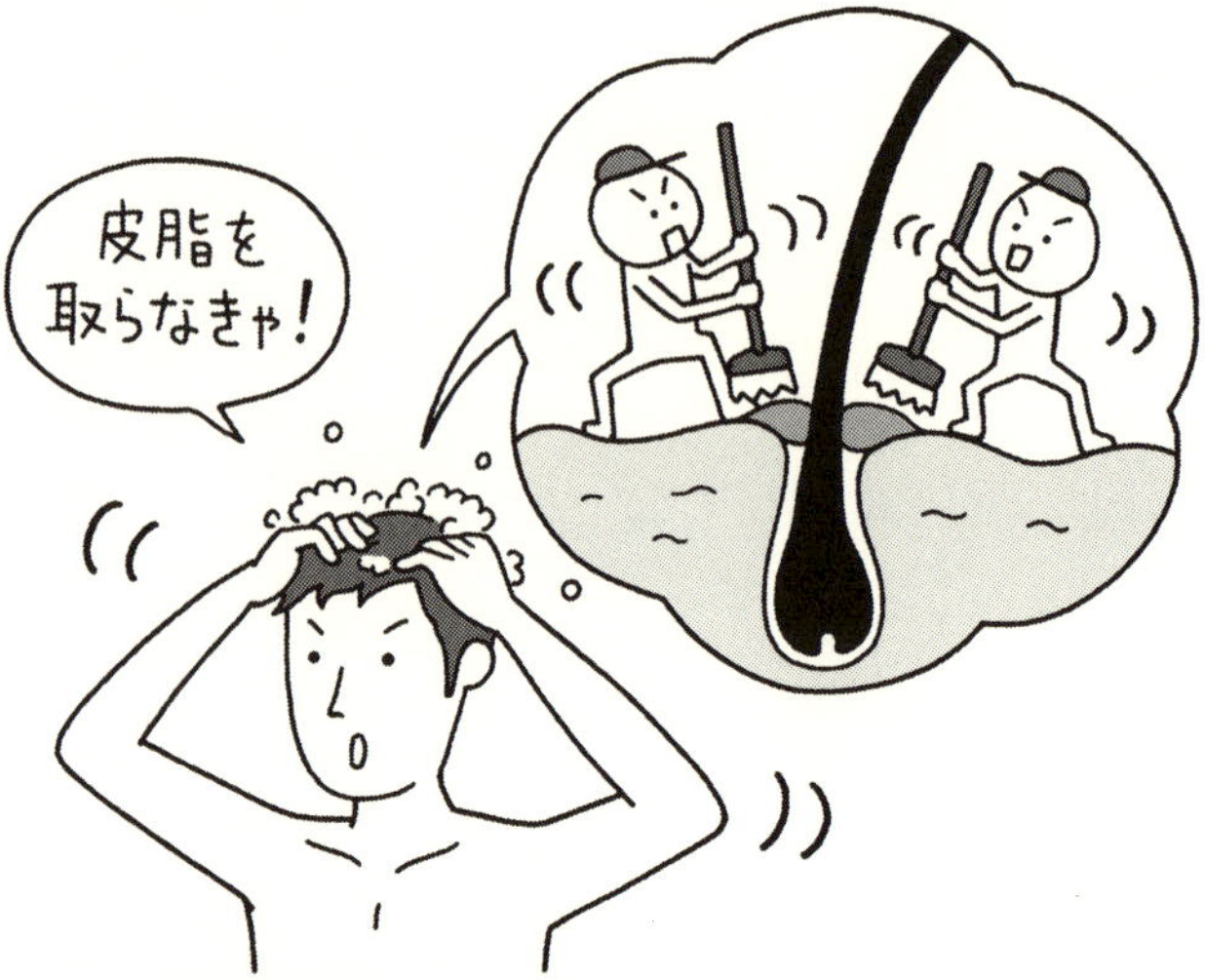

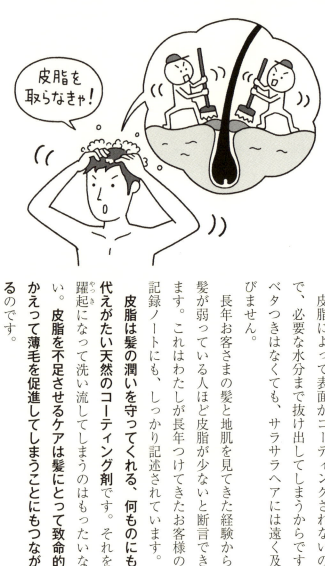

皮脂によって表面がコーティングされないので、必要な水分まで抜け出してしまうからです。ベタつきはなくても、サラサラヘアには遠く及びません。

長年お客さまの髪と地肌を見てきた経験から、髪が弱っている人ほど皮脂が少ないと断言できます。これはわたしが長年つけてきたお客様の記録ノートにも、しっかり記述されています。

皮脂は髪の潤いを守ってくれる、何ものにも代えがたい天然のコーティング剤です。それを躍起《やっき》になって洗い流してしまうのはもったいない。**皮脂を不足させるケアは髪にとって致命的、かえって薄毛を促進してしまうことにもつなが**るのです。

朝晩シャンプー、清潔好きの人ほど、頭皮が危ない

頭皮の皮脂を減らして清潔にしようとするあまり、朝に晩にシャンプーしていらっしゃる方……なんて無駄なことを！　と申し上げたい。

シャンプーするほど、皮脂量が増えるってこともあるんですよ。そんなバカな⁉　洗ったらスッキリするだろう、って？　いえいえ、ちょっと聞いてください。

湿度の高い気候とも関係しているのでしょうが、日本人はお風呂好きです。毎日お風呂に入り、そのたびに頭を洗っているという人は珍しくないでしょう。

清潔さを保つことは髪にとっても大切です。汗をかけば汚れがつきやすくなりますし、汗と汚れが混じれば不快なニオイの元にもなります。ですから、洗髪それ自体にはわたしも賛成です。

ただ、頻度に関しては素直に賛成することができません。世の人々は、どうも頭を洗いすぎているように思えてならないからです。

じゃあ、どれくらいの頻度かって？

ズバリ。「洗髪は2日に1回くらいがちょうどいい」とわたしは思っています。

それでは不潔だという反論が聞こえてきそうですが、早合点しないでください。

汗やほこりも皮脂の出口を塞ぐ原因になりますから、汚れたら毎日でも洗ってほしいのです。

しかし、毎回シャンプーを使うのはいただけません。1回あたりの量は控えめがよいのですが、これは使う回数についても同じです。**回数が多ければ、それだけ髪や頭皮にダメージを与えてしまいます。**朝晩、シャンプーで洗髪するなんて、もってのほかです。

髪の毛の汚れだけを取るのならいいのですが、シャンプーを使うとどうしても頭皮の皮脂も取れてしまいます。皮脂が少なくなってくると、頭皮もパサついてきて、結果、髪の毛自体もパサついてきます。

「髪の毛の弱っている人ほど、皮脂が少ない」。これがわたしの経験則です。

また、こうも言えます。

シャンプーのしすぎで皮脂が減ると、からだは「皮脂を補わないと！」と、また頑張って皮脂を出してしまうのです。つまり、皮脂を落とそうとすればするほど、皮脂が出てきてしまうという悪循環に陥るのです。これでは、ミイラ取りがミイラになるようなもの。意味がありません。

シャンプーは2日に1回、あるいはそれ以上の間隔をあけて使うように心がけてください。表面の皮脂は流しても、皮脂膜までは流さないことが肝心です。お湯だけなら皮脂が流れすぎてしまうことはありません。

ここで、適度な皮脂が出ている状態かどうかチェックする目安を伝授しておきます。洗髪してから2日めに髪がしっとりし、3日めでベタついてきたら正常です。

2〜3日経ってもパサパサしているのなら皮脂が足りていませんから、シャンプーの使用は控えましょう。逆に、2日めでベタベタしてしまう場合は、汚れが落とし切れていない可能性もあります。もう少しきちんと洗ったほうがいいかもしれませんね。

内側からの油と、外から与える油では大違い

シャンプーの話ついでに、もうすこし話を続けます。

一般的なシャンプー、シリコン入り、ノンシリコン、石けんシャンプー、オイル入り……スーパーなどに行けば、これでもか、というほど、じつに多様なシャンプーが売られています。しっとりなめらかだの、ボリュームアップだの効用もさまざまです。

わたしも市販のシャンプーすべてを試したわけではないので、どれがいいのかと問われても正直なところ答えに窮してしまうのですが、これだけは断言できます。

ヘアケアで最も勘違いが多いのがシャンプーに関することだということ。なかでも**トリートメント効果の高い成分が多く含まれているシャンプーは注意が必要**です。

こういった成分は髪の1本1本を油膜で覆ってくれるので、髪全体がなめらかになりますし、水分が逃げるのも防いでくれます。潤いのある髪を保つために、優れた効果を発揮するといえます。

しかし、この手のシャンプーを長期にわたって使うことはお勧めしません。残念ながら、髪にいいことと頭皮にいいことはイコールで結ばれないのです。

シャンプーをするときは、髪も頭皮も一緒に洗いますよね。すると、どうしても**頭皮にもシャンプーがついてしまい、頭皮はシャンプーの油膜で覆われることになります**。頭皮にとって脂分は必要ですが、この人工的な油は問題です。

健康な髪を維持するには、皮脂の分泌が欠かせません。けれど、**油膜はその出口になる毛穴まで塞いでしまうため、皮脂が表面に出てこられなくなる**のです。これでは髪も頭皮も本来の潤いを失ってしまいます。

シャンプーしたあとのサラサラは、一瞬だけ意図的に作り出したもの。根本から髪質をよくしたいなら、皮脂に頼るほかありません。

同じ脂分でも、外から与える人工的な油と、内側から出てくる自然な皮脂は別ものだと考えてください。したがって、皮脂の出口にフタをしてしまうようなシャンプーは避けたほうがいいでしょう。

また、わたしはトニック・シャンプーも使いません。

「トニック・シャンプーのスーッとする感じが、気持ちいいんだよねえ。とくに夏場は頭がスッキリして最高」

そうおっしゃる方もいますが、この爽快感が思わぬクセモノ。頭皮にかなり強烈な刺激を与えているということにほかならないのです。

頭皮にとって強い刺激はけっしていい影響をもたらしません。そのため、スーッとするような刺激物が入ったシャンプーは使わないようにしています。

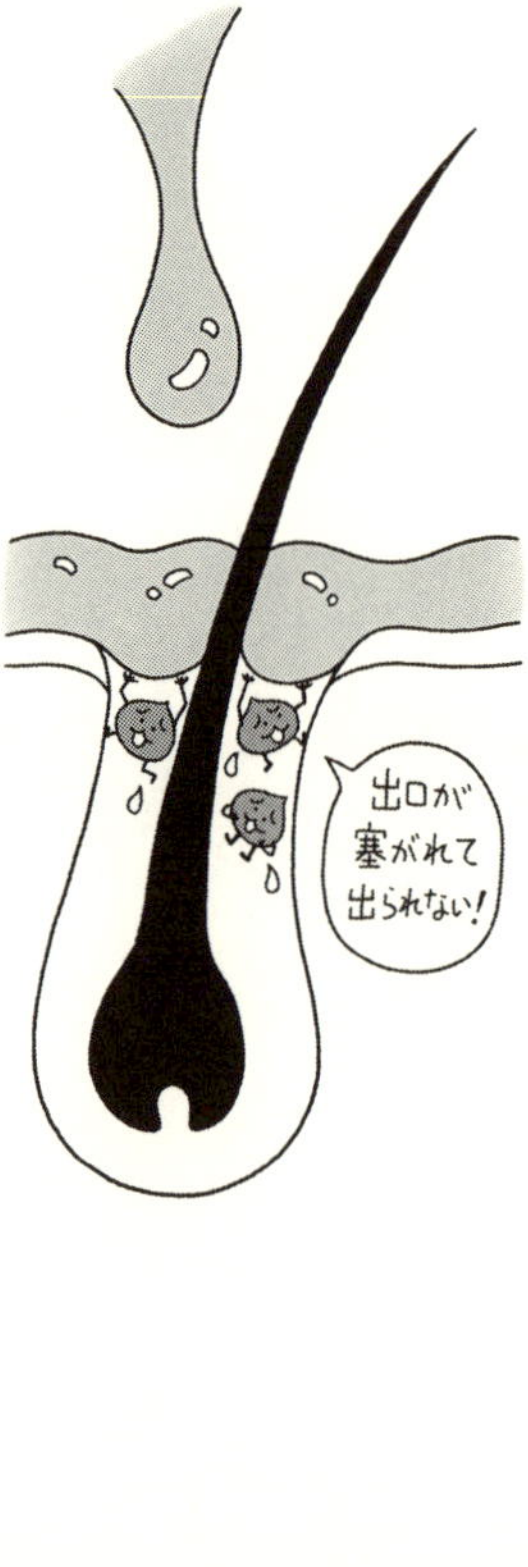

シャンプーを多めに使っても汚れ落ちがよくなるわけではありません

大汗をかいたり、ほこりまみれになったりした。いつもより念入りに洗いたいから、シャンプーは多めにしよう。こんなふうに考えたことはありませんか。

素早く汚れを洗い流して、さっぱりしたいという気持ちはよくわかります。でも、シャンプーの量を増やしても意味はありません。シャンプーを2倍にすれば、洗浄力も2倍にアップするというわけではないのです。

むしろ、シャンプーの量を増やすことで、頭皮を傷めてしまうリスクのほうが大きくなるでしょう。シャンプーに含まれる成分には、プラスとマイナス両面の働きがあるのです。

ですから、シャンプーはできるだけ少なめに抑えるのが鉄則です。どうしても2度洗いをしたいときは、量はそのままで2倍に薄めて使ってください。

「でも、床屋さんや美容院で頭を洗ってもらうと、すごくよく泡立つよねえ。あれは特別な洗い方をしているの？」

こんな質問をされるお客さまもいらっしゃいました。

あのみごとな泡立ちは洗い方ではなく、シャンプーを濃いめに使っているせいです。これには2つの理由があります。

泡立ちのよさは、お客さまにもひと目でわかります。つまり、すみずみまでよく洗っていますよという一種のパフォーマンスです。

もうひとつは作業上の問題があげられます。シャンプーをあまり薄めると耳や首のほうにダラダラ流れてしまうので、濃いめのシャンプーで素早く泡立てて流れるのを防ぐわけです。

もちろん、わたしの場合はお店で洗髪する際もシャンプーは薄めを徹底しています。お客さまの頭皮の状態によっては、さらに量を減らすこともあります。

そもそも、わたしはシャンプー液など使わなくてもいいと思っているくらいです。お湯で丁寧にすすいでやれば、十分にきれいになります。

シャンプー前にも、このお湯すすぎを忘れないでください。**大半の汚れが落ちてしまえば、大量のシャンプーを使う必要はありません。**

お湯だけの洗髪では不安だと思うなら、塩水を使って洗うのもいい方法でしょう。塩水はミネラルですので、頭によけいな刺激を与えません。塩水で洗ったあと、お湯で流せば完了です。

注意点をあげるとするなら、塩の選び方でしょうか。化学的な成分が含まれていない天然塩がベターだといえます。

こういうやさしい洗髪を心がければ、髪と頭皮を傷める心配がなくなります。

リンスやトリートメントで毛穴にフタをしていませんか？

「シャンプーのあとは必ずリンスやトリートメントをしています。とくに、髪の傷みが気になるときは絶対に欠かせません」

こうおっしゃる方が多いのですが、髪が傷んでいる人こそ、リンスやトリートメントを使わないでほしいのです。

「髪のダメージを補修する働きがあるんじゃないの？」と、首を傾げるかもしれませんね。たしかに、髪の毛にとっては悪いものではありません。

しかし、頭皮となると話は別。**リンスやトリートメントが頭皮につくと頭皮に油膜ができます。通常、頭を洗ってから2時間くらいで皮脂は戻ってきますが、油膜に遮《さえぎ》られてそれが出てこられなくなってしまう**のです。

皮膚を守る皮脂がなくなれば頭皮は弱り、土台となる頭皮が弱れば髪もまた弱ります。汗腺も塞《ふさ》がれますから汗も出られず、頭皮は呼吸困難といった状態です。

髪にいい成分が頭皮には逆効果をもたらす。なんとも皮肉な話です。

こういう状態ではリンスやトリートメントをしても髪のダメージは解消されません。だからといって、使う量を増やせば、さらに髪はパサつきます。これでは悪循環ですね。

わたしが考案したトニックについては後述しますが、このトニックを使う際にもリンスやトリートメントは妨げになります。油膜に阻まれて、トニックが頭に浸透していかないのです。

いったん頭皮についてしまった油膜を洗い流すのは容易なことではありません。すぐに落ちたらコーティングの役目は果たせないですものね。この吸着力はありがたくないものを呼び寄せてしまいます。ゴミやほこり、細菌などがすぐにくっついて汚れやすくなるため、いっそう頭を洗わずにはいられなくなります。

これらの理由から、わたしは店でもリンスを使いません。髪を根本から元気にしたいなら、リンスやトリートメントに頼る日々から卒業しましょう。

遺伝する薄毛としない薄毛があるんです

「親父の淋しい頭を見ていると、オレの将来も暗いよ」とため息をつく方がいるかと思えば、お父さんを飛び越えて「うちはじいさんがツルツルだったからなあ」と嘆く方まで……。20年以上前から、「遺伝の場合もあるけど、全部が全部そうじゃないんや」と言い続けてきましたが、薄毛＝遺伝と思い込んでいる人はいっこうに減りません。

55年におよぶ床屋経験で多くのお客さまの頭を見てきた結果、遺伝性でない薄毛もあるとますます確信を深めています。

まず、頭のてっぺんから薄くなるタイプは遺伝しません。したがって、お父さんが「てっぺんタイプ」なら遺伝する心配はないのです。

こう断言すると、必ず反論が返ってきます。

「待て。うちは父親がてっぺんタイプだったけれど、オレも薄くなってきたぞ。やっぱり遺伝じゃないか」

早まってはいけません。薄毛には食事の偏りや不規則な生活、ストレスなども大きく関係してきます。てっぺんタイプは、こうした外的要因によって引き起こされるのです。

この「てっぺんタイプ」は、頭皮が赤茶けた色になると進行します。後述しますが、この赤茶色の頭皮は「瘀血《おけつ》型」といって、血行が悪いのが原因です。

父子そろっててっぺんタイプだったお客さま、やはり息子さんは遺伝だと勘違いしていたことがあります。でも、お話を伺うと会社を辞めて独立したばかりで苦労の連続。多大なストレスと疲労が重なっていたとわかりました。

こういうストレス生活が血行不良を引き起こして、てっぺんタイプの原因になってしまうのです。逆にいうと、お父さんはフサフサでも、てっぺんタイプの薄毛になる可能性はあるわけです。

てっぺんが怪しいと感じたら、生活習慣の見直しをお勧めします。それで改善するケースも多いはずです。

一方、ひたいが後退していく「ひたいタイプ」は遺伝性のようです。必ず薄毛になるとはいい切れないものの、遺伝する可能性はあります。頭皮が硬くなると進行する「帽状《ぼうじょう》腱膜《けんまく》型ハゲ」です。

帽状腱膜とは、前頭部から頭頂部にかけて、帽子をかぶっているかのように存在している薄い膜。ここがカチコチに硬くなると、毛根が入っている皮下組織に血液が通わないという大変な事態が発生します。そうなると、毛根細胞のエネルギーが不足して新しい髪の毛を生産することができなくなってしまうのです。

私の経験では、どうもこちらのタイプは、遺伝的要素が大きいようです。

不安にさせてしまったかもしれませんが、大丈夫。トニックの使用やマッサージを行うことで、薄毛のスピードを緩やかにできるのです。

お客さまの中にも、お父さんはまったく髪がなかった方もいました。お父さんはひ

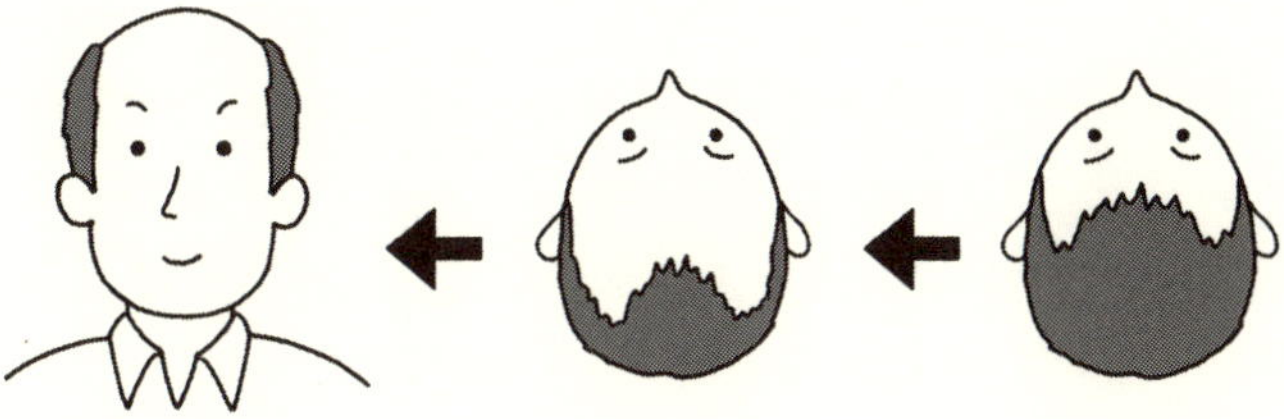

ひたいの生え際から広がっていく「ひたいタイプ」

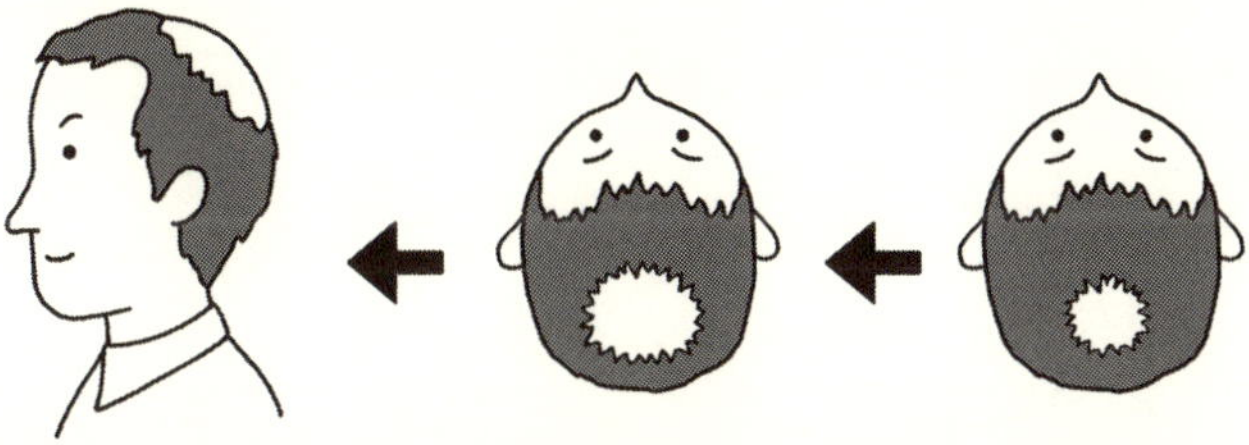

頭のてっぺんからハゲ始める「てっぺんタイプ」

たいタイプだったので、遺伝性です。

けれど、この方は徳富オリジナルのトニックやマッサージを続け（トニックはもう30年位つけています）、70代になったいまでもちゃんと髪が残っています。髪の毛の質は白髪混じりで柔かいですが、ふっさふさとはいかないまでも、見るからに薄いという印象はありません。ツルツルと比べれば、これは大きな違いでしょう。

遺伝タイプだからといって諦めてはいけません。早いうちにケアを始めれば、髪の毛を長持ちさせることができます。

ハゲたくないなら、頭皮の酸欠に要注意

薄毛にはてっぺんから薄くなっていくタイプと、ひたいが後退していくタイプがあると申しあげました。どちらも頭皮が酸欠に陥っているのですが、それを引き起こした原因は異なります。

2つの頭皮がどういう状態になっているのか、もう少し詳しくご説明しておきたいと思います。

てっぺんタイプは別名を「瘀血《おけつ》型」と言い、頭皮の血流が悪くなっている状態をさします。てっぺんで始まった瘀血が、しだいに頭全体へ広がっていくのです。

血液は酸素や栄養を運ぶ役割を果たすものですから、スムーズに流れないと髪の毛に必要な養分を供給できません。新陳代謝の機能も低下します。

養分が足りない髪の毛からは力が失われ、簡単に抜けてしまいます。おまけに、新陳代謝も弱まっているので、新しい髪も生えてこないというわけです。

40代〜50歳前後にかけて薄毛が始まった方は、たいてい瘀血が原因だと言えます。

ひたいタイプは「帽状腱膜型《ぼうじょうけんまく》」と呼ぶように、帽状腱膜に問題が生じています。帽状腱膜とは頭皮の下にある薄い膜のことで、この帽状腱膜が酸欠を起こし、硬くなっているのです。

生理学では、これを「腱膜の異常発達」と呼ぶそうです。もっとも、症状からすれば、発達というより機能の停滞ですよね。

こうなると、毛根を収めている皮下組織に十分な酸素や栄養が行き渡らなくなります。養分が補給できなければ、髪が弱って抜けるのも当然なのです。

余談になりますが、「人体の不思議展」を見学に行った折、わたしはルーペを持参して帽状腱膜の模型を観察していました。しくみを知れば、もっと効果的な薄毛対策が見つかるかもしれない、そう思ったからです。

わたしの真剣な様子が伝わったのでしょうか。ひとりの紳士が近づいてきて、いろいろな例をあげ、わかりやすく説明をしてくださったのです。あとになって、その方が神戸大学の教授だったことがわかりました。

もったいないことをしたなぁと思います。頭皮や髪については、わたしにもまだまだ知りたいことがいっぱいあります。専門家にお尋ねできる貴重なチャンスでしたので、もっときちんと質問して教えを乞うていたら……と悔やまれます。

ひたいタイプは遺伝性で、30代という若さで急速に薄毛が進行する方もたくさん見てきました。てっぺんタイプよりも早めの対応が肝心になります。

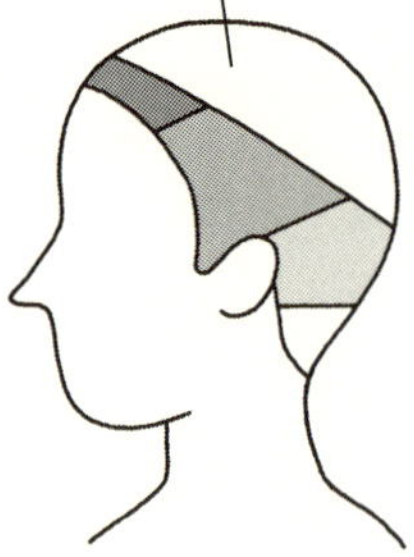

薄毛につながる白髪、黒く戻る可能性のある白髪

白髪を歓迎する人はまずいません。黒髪の中にちらほらと混ざり始めた時期は、とりわけ気になってしかたがないものでしょう。「せめて目立つ箇所だけでも……」と、見つけるたびにチョイチョイ抜いている方もいらっしゃいます。

でも、髪が商売相手の床屋からのお願いです。

どうか白髪は抜かないでください。

ちょっと理屈をお話ししましょう。

白髪には2つのタイプがあります。

ひとつは**遺伝や加齢による白髪**です。だいたい側頭部やひたいの生え際から白くなり始めるもので、ただちに薄毛に直結することはありません。

ただ、原因は色素の欠如にありますから、抜いても再び生えてくるのは白髪です。いったん失われた色素が回復することはないのです。

もうひとつは頭皮の酸欠が引き起こす白髪です。こちらは白髪の根元である頭皮が弱っているため、薄毛につながる恐れを秘めています。

酸欠は頭皮の血流を滞らせ、髪質を低下させたり抜け毛を増やしたりします。しかし、血流が戻れば回復する見込みが十分にあります。つまり、白髪は一時的な症状で、再び黒い髪に戻る可能性もゼロではないわけです。

頭頂部に白髪が集中しているときには要注意。酸欠の疑いが濃厚でしょう。頭皮ケアに努めてください。

もっとも、どちらのタイプであっても、抜かないほうがいいのは同じ。**白髪を無理やり抜くと毛包にも悪い影響を与えかねません**。毛包は毛根を包み髪の成長に大事な役割を果たす部分で、ここを傷つけると髪がもう生えてこなくなる危険があります。

白髪だって立派に生きている髪です。それを抜いてしまうなんて、もったいないではありませんか。いま生えている髪を大切に守っていくことを考えましょう。

フケとりシャンプーでフケが消えない!?

どんなに素敵な人でも肩に白いフケがちらほら散っていると、一気にイメージダウンしてしまいますよね。通常のフケなら新陳代謝によるものなので、誰でも出るのが当たり前で悪者ではないのですが、みなさんたいそうフケを気にされますね。

しかし、これでもかというほど頭を洗っているのにフケがなくならないという嘆きも聞きます。ひょっとして、フケがすっきり落ちると謳《うた》ったシャンプーをお使いではないでしょうか。

フケは頭皮の古い角質層がはがれ落ちたものです。フケとりシャンプーはそこに含まれる硫黄分で、フケの元となる古い頭皮を溶かします。

ただし、この硫黄分、頭皮にとっては威力が強すぎるのです。そのため、使い方を誤ると、頭皮にたいへんなダメージを与えかねません。

以前、全寮制の学校へ散髪に伺ったとき、フケとりシャンプーの被害を目撃したことがあります。

生徒さんたちの頭皮はガサガサに荒れ、湿疹までできている始末。どうしたことかと尋ねてみれば、なんと2倍に薄めるフケとりシャンプーを、原液のまま使っているというではありませんか。こんな強烈な刺激を与えたら、頭皮が傷んで当然です。

ガサガサ状態の頭皮は古くなくてもはがれ落ちますから、フケは減りません。なにより、弱った頭皮では健康な髪の毛が育たないのです。

フケとりシャンプーを使うなら1ヵ月に1度ぐらいにしてください。1回めは効果がありますが、続けて使っても頭皮を傷めるだけです。また、フケが出なくなった時点で使用はやめましょう。残っているからもったいないと使い続けると、血流が滞って頭皮はカサカサになり……その先に待ち受けているのはハゲです。

最後に、件《くだん》の生徒さんたちの後日談です。シャンプーの諸注意をお伝えしてから1ヵ月後に再訪したところ、湿疹はきれいに消えていました。フケとりシャンプーは、くれぐれも使い方にご注意ください。

「カラーとパーマはしません」はホントに髪に優しいか

くるくるとカールさせたり、ブラウンに染めたりと、髪のおしゃれにはさまざまな楽しみ方があります。ときには赤毛や金髪の人も見かけますよね。

ただ、心のどこかでカラーリングやパーマは髪に悪そうだと思っているのではないでしょうか。

たしかに髪にやさしいとは言えませんが、これは人によりけりというのが正解です。カラーやパーマが必ずしも薄毛に直結するわけではありません。だから、頭皮が健康な人に関しては何をしようとかまわないのです。

しかし、頭皮が弱っている人にとっては大問題。テキメンにダメージを広げてしまいます。

「薄くなってきたから、パーマでボリュームを出してくれ」

お客さまからはこういうリクエストもありますが、パーマで薄毛を隠そうなんてもってのほか。薄くなっているということは、頭皮も弱っている証拠。**すでに危険のシグナルが点滅しているところにパーマをかけたら、抜け毛や薄毛を加速させる**結果になります。

また、**カラーリングをする際には、ことのほか皮脂の働きが重要**になります。染料は髪の毛だけにつけるとはいえ、ごくわずか頭皮に飛んでしまうこともあります。このとき、皮脂がたっぷりあれば染料を一緒に流してくれます。

ところが、皮脂が少ないと染料が流れていかずに、頭皮まで染めてしまいます。これを落とすのはプロであってもひと苦労です。

そんな経験から、たとえお客さまのご希望であっても、頭皮や髪の状態によっては思いとどまっていただくよう、わたしは説得してきました。

カラーやパーマの前には、必ずご自分の頭皮をチェックしてください。そして、弱っているサインが見えたらちょっと我慢しましょう。頭皮が元気になれば、また自由に楽しめるのですから。

頭皮のためにブラッシング。やり方ひとつで毛根をつぶします

「わたし、ふだんはほとんどブラッシングってしないんです」

先日、女性にしては珍しい言葉を耳にしました。

こまめに髪を梳《と》かさないとはいえ、彼女はボサボサの頭はしていないので、見た目にはおかしくありません。

でも、ブラッシングの効用はヘアスタイルを整えるだけではないのですよ。

ブラシは頭の上部から毛先に向かって動かします。この動きによって髪の根元に出てきた皮脂を、髪の毛全体に行き渡らせることができるのです。

皮脂を伸ばしてやると、髪に自然なツヤや流れが生まれます。ですから、おざなりにしかブラッシングをしない髪は、ちょっとパサついたり絡《から》みやすくなったりしがちです。

それから、ときどきブラッシングとマッサージを混同している人がいるようですが、これはいけません。

頭に刺激を与えれば髪が生えてくると思い込んでいるせいか、ブラシを強く押しつけたり、それでゴシゴシと頭をこすったり。しまいには、ブラシで頭を叩くという暴挙に出るケースもあります。

ここではっきり申しあげておきます。頭を叩いても、髪の毛は生えてきません。**強すぎる刺激は頭皮を傷める原因になります。毛根をつぶして、かえって髪を減らす恐れ**さえあります。

絡まった髪をブラシでグイグイ引っ張ってほどこうとするのも、頭皮に負担をかけますからやめましょう。髪の毛はやさしく梳かすことを心がけてください。

ソフトなブラッシングは血行の促進にもつながります。

ちなみに、ブラシや櫛はプラスチック、ゴムなどいろいろな素材でできていますが、わたしがお勧めするのは自然素材を使った製品です。獣毛やツゲなどの自然素材は髪にやさしく、ツヤも出てきます。

ドライヤーの風を当ててはいけない場所がある

髪を洗ったあと、あなたはドライヤーで乾かしますか。それとも自然乾燥派でしょうか。

自然乾燥を否定するつもりはありませんが、わたしはドライヤー派です。

ドライヤーの熱風が髪を傷めるのではないかといった懸念はよく耳にします。これは正解でもあり、不正解でもあります。ドライヤーは使い方によって効果が大きく左右されるのです。

まず、**風を頭皮に直接当ててはいけません。せっかく出てきた皮脂まで乾かされ、髪の潤いが失われます。**ドライヤーで乾かしていいのは髪の毛だけです。

また、できるだけ短時間ですませることも大切です。**長々とドライヤーを当てていては、髪や頭皮の水分が必要以上に逃げ出してしまいます。**パワーの強いドライヤーは髪に悪影響を及ぼしそうな気がしますが、じつは逆だったのです。

わたしがドライヤーをお勧めする理由は、乾かすときに指やブラシを使う点にあります。というのも、ブラシや指によって髪の毛がピンと伸ばされるからです。こうしておくと、へんな寝グセもつきにくくなります。

無造作に使えば悪者になり、注意点を守れば髪をイキイキさせてくれる。それがドライヤーです。

もっとも、正しい使い方をしても、ある程度の水分が飛ぶことは避けられません。どうしても乾燥が気になるようでしたら、乾かしたあとにヘアクリームをつけておくといいでしょう。保湿エッセンスなど使い慣れたものでけっこうです。

目的は髪に薄い保護膜を作ることですから、量は控えめに。これも頭皮にはつかないように気をつけてください。

ちなみに、ドライヤーの前にはタオルで水分をふき取っておくことも忘れずに。タオルに手のひらを当て、頭の下側から頭頂部に向かってやさしく拭き上げるのがコツです。

抜け毛は、本数よりも抜け方が問題です

人間の髪の毛は、平均で10万〜15万本です。

髪を作る毛母細胞は「成長→退行→休止」というサイクルを繰り返しています。成長が止まると髪は毛母細胞から毛包の中を上昇していき、休止の期間に入って自然と抜けていきます。このサイクルを毛周期と呼びます。

「抜けないでくれ」と懇願したくなる気持ちもわかりますが、これは大事なことなんですよ。古い髪が抜けないと、新しい髪も生えてこられないからです。1本ずつの毛周期はバラバラになっており、総量はほとんど変わらないようにできています。

では、1日あたり何本抜けているかご存じですか。

10本？　20本？　いえいえ、およそ70〜80本です。ですから、この程度までなら騒ぎ立てる必要はありません。

といっておいてなんですが、なかには心配してほしい抜け毛もあります。それは、抜け方。気をつけるのは本数ではなく、抜け方なのです。

前述したように、自然に抜ける髪は気にしなくてけっこう。これは健康な抜け毛です。問題はブラシや指に引っかかったという手応えがあったにもかかわらず、痛みを感じないで抜けた場合です。こちらはハゲにつながる恐れがある危ない抜け毛だといえます。

通常、ちょっと引っ張ったくらいでは髪は抜けませんし、抜くときにはかなり痛い思いをします。それは頭皮がしっかり髪をつかまえているためです。

痛みを感じないのは、頭皮が酸欠に陥っているサイン。こんなふうに弱った頭皮には、髪をつなぎ止めておくだけの力がありません。したがって、抵抗もなくスルッと抜けてしまうのです。

髪を抜いて試してくださいとはいえませんので、ブラッシングや洗髪の際によく注意してみてください。

年齢よりも髪を左右する、「顆粒球」と「リンパ球」とは

加齢にともなって、髪も変化してきます。

髪質、色、太さや伸び方……もともと一人ひとり生まれつきの個性はありますが、それが変化してきたときは、ちょっとご用心。

たとえば、剛毛だったのにコシがなくなってきた……とか、なんだか髪の毛の伸び方が前より遅くなってきた……というようなときは、頭皮が弱りだしたサインです。

よく聞く悩みのひとつに、「髪がパサついてきた」というのがあります。

これは水分や脂分の不足によって引き起こされます。

乾燥する季節には髪もパサつきがちになりますが、原因は気候だけではありません。

どんなに健康な髪の持ち主であっても、年齢を重ねるごとに水分は少なくなってい

きます。もっとも、水分の減少は髪だけに限らず、身体中で起きる現象です。

髪質はパサパサになりますから、洗髪後もすぐに乾いてしまうでしょう。総白髪だと乾燥もかなり進んでいて、ドライヤーが必要ない場合もあります。

なかなか乾かないと面倒だと思うかもしれませんが、それは髪が若い証拠なんですよ。**水分や脂分をたっぷり含んでいる髪は乾きにくいのです。**

でも、若い人にも髪のパサつきは見られますよね。

じつは、**年齢以上に髪の健康を左右するのは、白血球の中に存在する顆粒球《かりゅうきゅう》とリンパ球という物質**なのです。だいたい顆粒球60パーセント、リンパ球35パーセント（残り5パーセントは単球）がベストなバランスだといわれています。

どちらもなくてはならないものですが、顆粒球の増加は髪や頭皮を酸化させる原因になります。すると、皮脂がちゃんと分泌されなくなり、髪がパサつきツヤもなくなってしまうのです。

年齢とともに顆粒球が増えていくのは止めようがありませんが、年齢にかかわらず、顆粒球は増えるものです。髪のパサつきが気になったら、顆粒球を減らし、リンパ球を増やすように努めましょう。トニック、マッサージ、生活習慣の見直しなど、改善する方法は後述します。

「剛毛が嫌だったから、年を取って細くなってきてウレシイ」なんて喜んでいた女性がいましたが、危ないですよ。身体の中に異変が起きているかもしれません。

円形脱毛症を招いてしまう、怖いストレス

人間が生きていくうえで、ある程度のストレスはいい刺激になると言います。しかし、過度のストレスが心身を疲弊させることはご承知のとおりです。ストレスによってさまざまな変調を来す方も、ずいぶんと増えていますね。

髪の場合は**ストレスが抜け毛となって現れることが多い**ようです。その最たる例が**円形脱毛症**だと言えます。

誰でも多かれ少なかれストレスをかかえています。ただ、わたしが見たところ、責任感が強く、忙しくて自分の時間が作れないようなタイプが円形脱毛症になりやすいと感じます。

強いストレスは気持ちを沈み込ませ、さらに円形脱毛症を進行させるという悪循環に陥らせてしまいます。

急激なダイエットもストレスの一因にあげられます。食べたいのに食べられないジレンマがストレスとなり、脱け毛を引き起こすのです。

10キロ近いダイエットに挑戦した方の頭頂部が急に薄くなり、やがて円形脱毛症になってしまった例もありました。肥満は生活習慣病の元ともなりますが、無理のないダイエット方法を考えましょう。

それから、みなさんがよくお使いのＬＩＮＥは、メールを開いたことが相手にわかるらしいですね。そのせいか、「即座に返信しないといけない」と、半ば強迫観念に駆られているケースもあるとか。これも精神的には相当なストレスがかかっていると思われます。便利なはずのツールに振り回されては本末転倒です。

ストレスの種は至るところに転がっており、なくそうと思ってなくせるものではありません。そんなことができたら、ストレスに悩む人はいないはずです。

ですから、せめて食事や睡眠、頭皮ケアなどで、髪へのダメージを最小限に食い止めるようにしましょう。ストレスと睡眠不足はたいてい同時に起こるので、しっかり眠ることも大事です。

薄毛、抜け毛、パサつき、ベタつき…すべては頭皮が肝心です

抜け毛が増えた、髪がやせてきた気がする、ひたいが広がっているかも……髪にまつわる悩みは尽きません。これらがさらに進行したら行く末はハゲ？　という不安もあるでしょう。

「だから、シャンプーを変えたり、育毛剤を使ってみたり、髪の毛にいいと聞いたものはいろいろ試しているんだよ。それでも、増えないってのはどういうわけなんだ？」と嘆く声もよく聞きます。

髪のトラブルを抱えていると、たいていは真っ先に髪の毛のケアを思いつくようです。おそらく髪が弱っていると思って、髪の毛ばかりに目がいってしまうのでしょう。

もちろん、髪は弱っています。でも、髪の毛よりも先に頭皮について考えていただきたいのです。

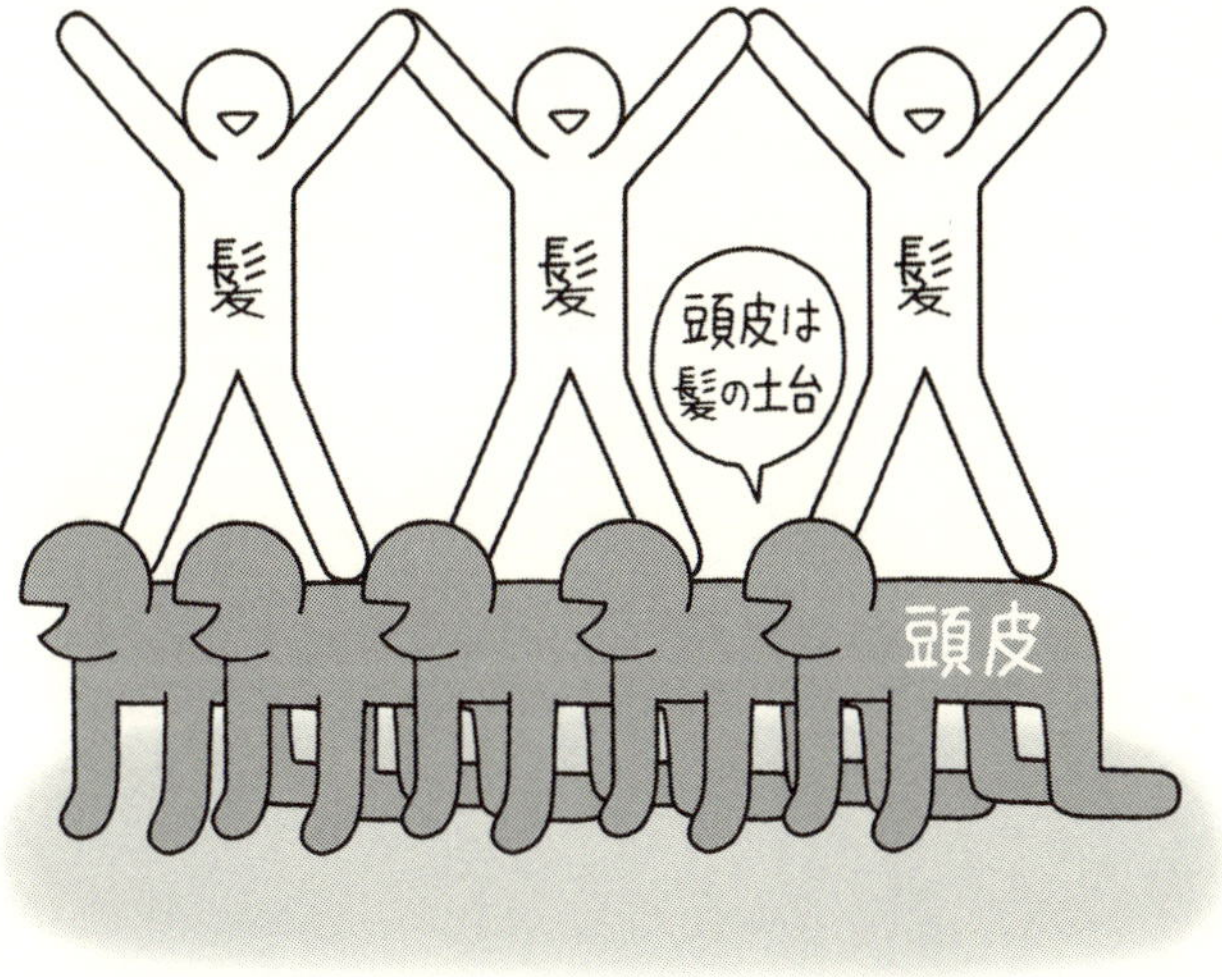

床屋は髪の毛あっての商売ですが、髪の毛は頭皮あってのもの。「うちは素材（髪の毛）を大切にする店やで」とはお客さまによく言っている言葉ですが、土台なくして良い髪なし。頭皮がしっかりしていなければ、生えてくるものも生えてきません。

一刻も早く髪をどうにかしたいと願う方々には、もどかしい話かもしれませんね。しかし、考えてみてください。いうまでもなく、髪の毛は頭皮に生えています。髪の成長に必要な栄養や酸素もここから送られます。つまり、頭皮は髪の毛にとって大事な土台です。

その土台に問題があったら、どれほど髪

の毛をケアしようとも根本的な解決にはたどり着けません。逆に、髪が弱っているのであれば、頭皮にトラブルが発生していると見るべきでしょう。

頭皮が酸欠になると酸素や栄養が運ばれませんし、新陳代謝も悪くなります。また、皮下組織に悪影響を及ぼすこともあります。こうなると髪の毛は抜ける一方で、新しい髪が成長できないのです。

頭皮の状態を改善しない限り、健康な髪の毛は取り戻せません。そのくらい頭皮は重要だといえます。

2

気づかないうちに進行している!?

あなたの頭皮ストレス度をチェック！

頭皮ストレスの怖さ

ここまでで、間違ったケアがいかに頭皮にストレスを与えるかおわかりいただけたでしょうか。これらを続けていたら、薄毛やハゲを自ら招き寄せてしまいます。

髪の毛を守りたいなら、土台たる頭皮を大事にしなければなりません。

肥沃な土地では木々がしっかりと根を張り、たくさんの大木が育ちます。嵐がきても、びくともしないでしょう。しかし、痩せた土地では深く根も張れないため、ひょろっとした木がまばらにしか生えません。ちょっと風が吹いただけで倒れてしまいます。

頭皮も同じです。健康な頭皮には丈夫な髪が育ち、弱った頭皮からは貴重な髪が抜けていくばかりです。

頭皮ですが、表皮の下の真皮には毛包や汗腺があり、その下にある皮下組織には血管やリンパ管、神経が通っています。毛球や毛根を収めている毛包は、髪の毛の成長

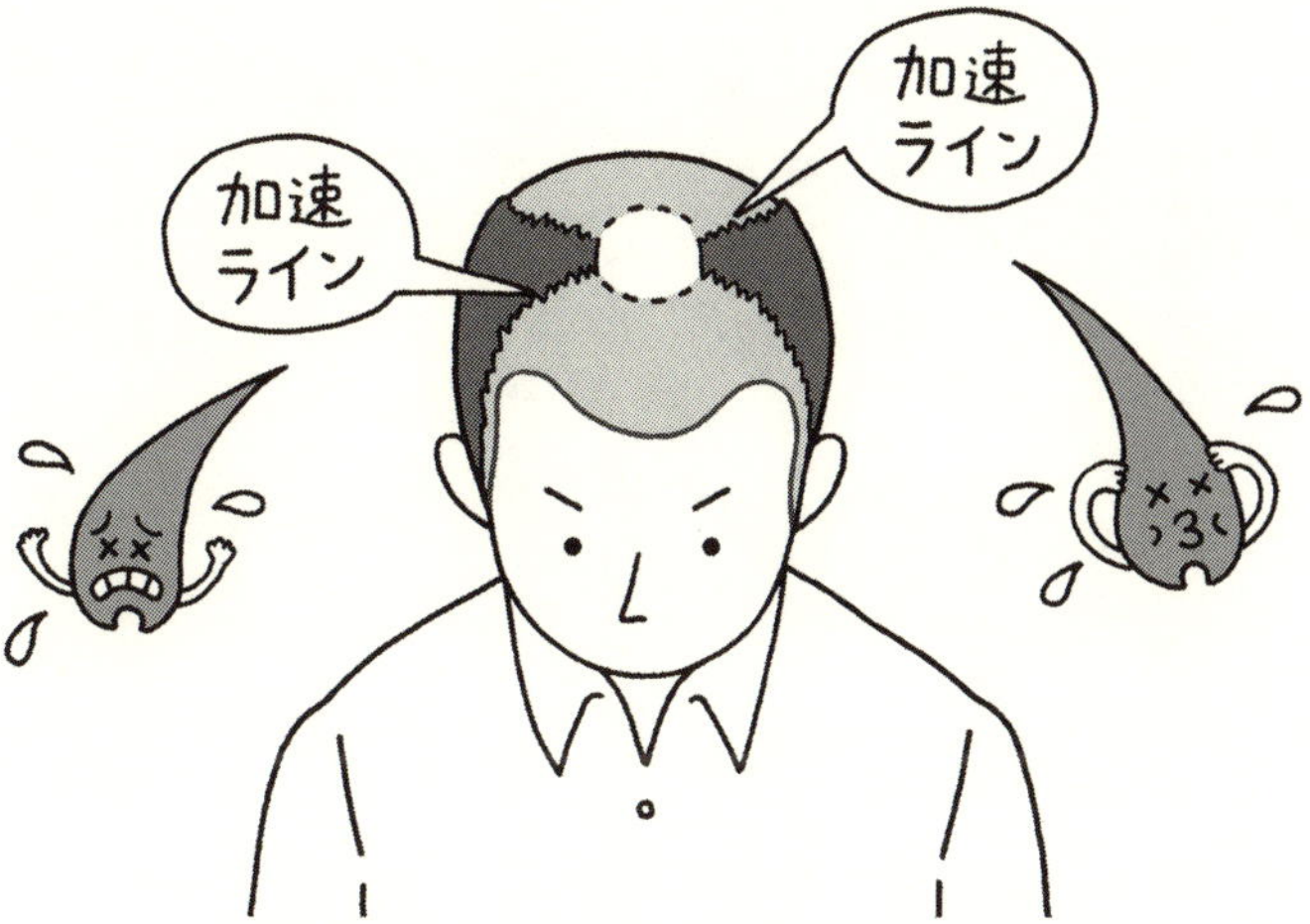

薄毛が一気に加速してしまうラインがある

にとって最も重要な部分です。

この毛球と毛乳頭（血管から栄養を取り込む部分）が、通常はがっちりと結びついています。ですから、ちょっとやそっとでは髪は抜けませんし、無理に抜こうとすれば「痛い！」となるわけです。

自然な生え変わり以上に髪が抜けてしまうのは、土台と髪本体との結びつきが弱くなってしまうためです。

じつは、ここを過ぎると一気に薄毛が加速するという分岐点があります。それは百会《ひゃくえ》のツボ。どこから薄くなるにせよ百会まで達すると、あとは加速度的に進行する例を何人も見てきました。この先は、もって3年です。若い方のほうがスピードは速く、20代半ばなら30歳までにはハゲてしまうでしょう。なかなかお客さまには言いづらい秘密なのですが……。

だからこそ、手遅れになる前に頭皮をストレス状態から解放してやる必要があります。ツルツルになってからでは、どうにも手の施しようがないのです。

頭が淋しくなってきたなという方はあれやこれやと気にかけますが、それ以外の方は薄毛とは無縁だと安心しきっているのではないでしょうか。

ところが、現在はたっぷり髪がある状態でも、わたしから見ると「この頭皮はいまから何とかしておかないと将来は危ないぞ」というケースが少なくないからです。

頭皮ストレスには痛みも違和感もありません。したがって、ご本人が気づかないいま密かに進行してしまいます。そのうち抜け毛が1本2本と増え始め、やがては……。

どうです、怖い話でしょう?

でも、大丈夫。早期に発見して対処すれば、十分に改善の余地は残されています。

自覚症状がないとはいえ、頭皮ストレスを見分けるコツがあるのです。

どんなところにストレスのサインが隠れているのか、細かく説明していきましょう。

◆髪の毛の構造と、サイクル

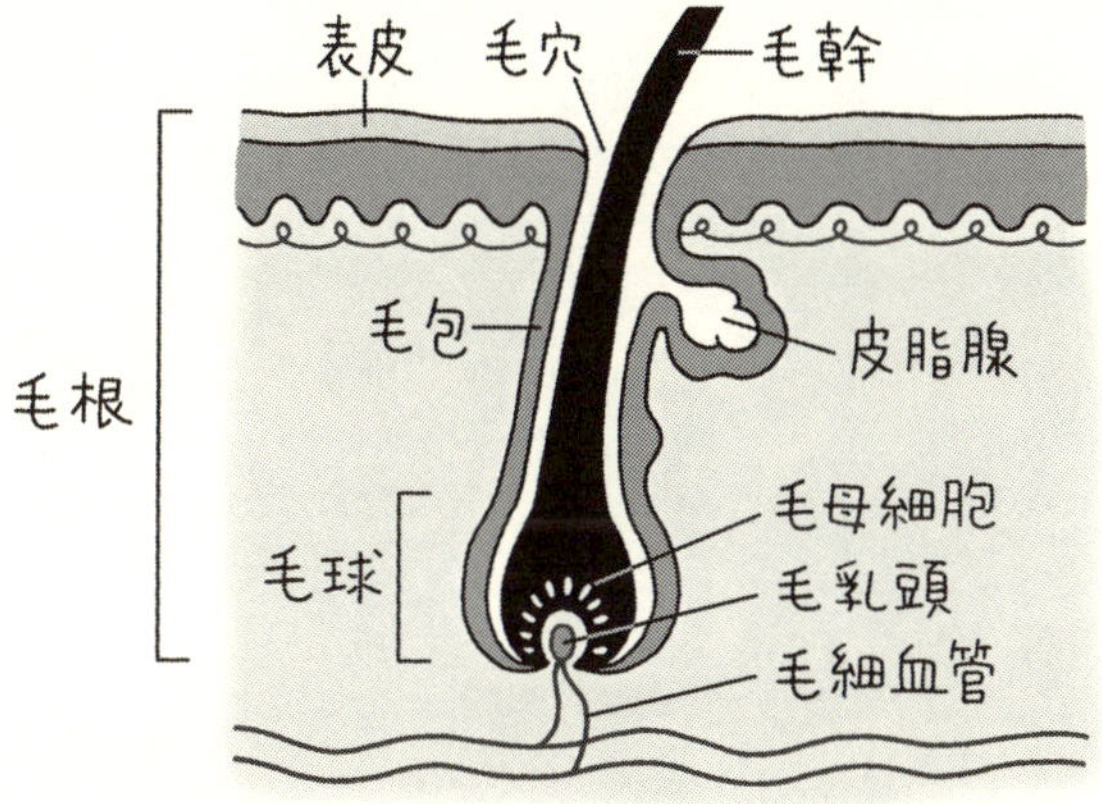

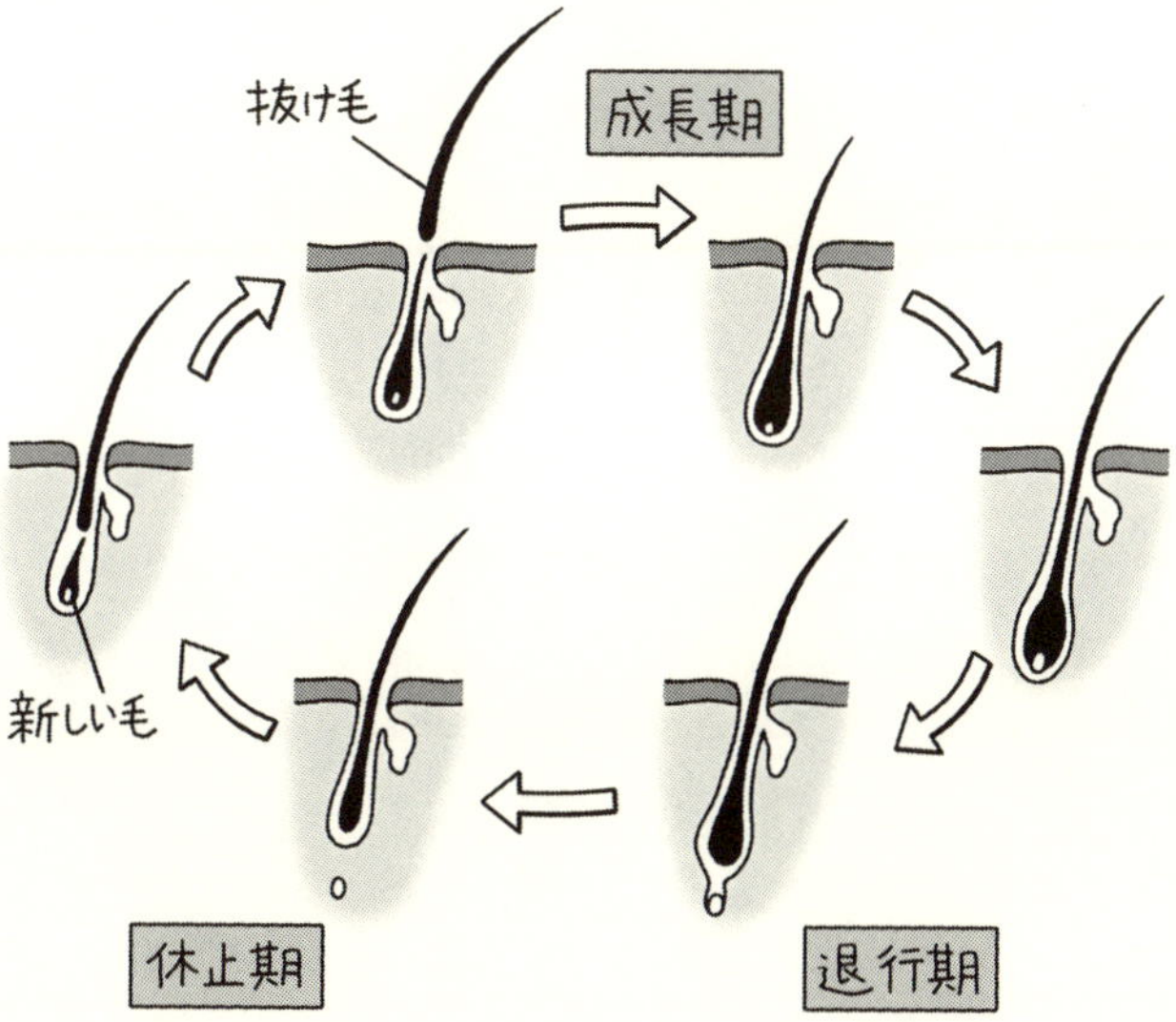

☑頭皮が赤く色づいてきた

赤っぽい色をした頭皮は要警戒です。

わたしの経験からするとストレスのない**健康的な頭皮は青白く**、弱りが進行するにつれてピンク、赤、赤茶と赤みが増していきます。これが、よくないサインです。

「青白いより赤いほうが血色がよくて、健康なんじゃない？」

こういう疑問も湧いてきますよね。わたしも最初はそう思いました。

でも、頭皮は違います。頭皮の赤色は血行のよさとは関係ありません。皮膚の血管は非常に細いので、表面が赤く色づいて見えることはないのです。

これは頭皮の酸欠が始まり、血流が滞っている印です。新陳代謝がうまくいかずに、酸素も栄養も足りなくなっています。このような酸欠状態を「瘀血《おけつ》」と言います。

徳島大学の武田克之先生も、「ハゲている人の頭皮の温度は、髪がある人よりも1度低い」「ハゲは頭皮の血行が悪いことが原因だ」と指摘されていました。

あるいは、頭皮が酸化している場合も赤っぽくなります。金属が錆《さ》びると赤茶けた色になりますが、それと同じようなものだと理解してください。

もっとも、ご自分の頭皮は見慣れていますから、色づいているかどうかよくわからないかもしれません。そういうときにはスポーツ刈りにした少年の頭を思い浮かべるといいでしょう。刈り上げたばかりの頭は青みがかって見えますよね。あれが健康な頭皮の基準です。

色のチェックは将来を占う大事なポイントですので、念入りに行いましょう。いまは豊かな髪の持ち主でも、頭皮に赤さがあるならだんだん薄くなっていく心配があります。

また、頭頂部は白っぽいけれど側頭部は赤いなど、場所によって色が違うことも考えられます。見落としがないよう、角度を変えて頭全体を確認してください。

このうち、自分で確認するのが難しいのは後頭部。ここは家族に手伝ってもらったり、行きつけの床屋さんや美容院で見てもらってはいかがでしょうか。

それから、1回のチェックで安心してはいけません。今日は青白くても、1ヵ月先、3ヵ月先も同じ状態が続くとは限らないからです。

頭皮の色は健康状態によっても変化します。毎日とは言いませんが、こまめにチェックすることをお勧めします。


ひとつ気をつけたいのは、「赤い頭皮」を日焼けと勘違いする人がじつに多いことです。

炎天下で長時間を過ごすと、肌は日焼けをします。真夏であれば、ほんの1~2時間でも真っ赤になってしまうかもしれませんね。

あるお母さんはこんなことを言っていました。

「子どもの運動会で1日中、外にいたんです。家に戻って鏡を見たら、髪の間からのぞく地肌が赤くなっていてびっくり。頭まで日焼けしちゃったわ」

はたして、それは本当に日焼けでしょうか。

「日に当たって肌が赤くなる＝日焼け」という図式が、頭皮には必ずしも当てはまらないからです。

2～3日で赤みが薄れてくれば、軽い日焼けといえるでしょう。これは肌の日焼けと同じ。真っ赤になってヒリヒリしていた肌だって、しばらくすると落ち着いてくるはずです。このケースはさほど心配する必要はありません。むき出しの顔や手足と違い、髪の毛に覆われている頭皮は数日で治まらないほどひどい日焼けにはなりにくいのです。

一方、いつまでたっても赤みが消えない場合は要注意。こちらは日焼けではなく、頭皮が弱っている証拠です。

赤っぽい頭皮は血流が滞っているのです。日焼けだなどとのんきに構えていたら、薄毛へまっしぐらというパターンになりかねません。気づいたその日から、頭皮のケアをスタートさせましょう。

☑頭皮は硬い？　柔らかい？

頭皮の硬さも注目すべきポイントです。

前頭部から頭頂部にかけて軽く押すと、頭皮の硬さが確かめられます。

ぷよっと柔らかい感触がしたら、頭皮の酸欠はかなり進んでいます。ひどいときには、指が押し込めるような感じさえするはずです。急いで手を打たないと、てっぺんハゲが目前に迫っています。

一方、**岩を触っているのかと思うほどコチコチに硬い方は、ひたいから薄くなる可能性があります。**

このタイプは少々注意が必要です。じつは、頭皮が青白い色をしている場合があるからです。色だけを見ていると健康的だと勘違いしやすいので、硬さのチェックも忘れないようにしましょう。

頭皮は硬すぎても柔らかすぎてもいけません。**しっかりとした硬さを保ちつつも、押し返してくる弾力がある。**そんなふうに車のタイヤのような張りと弾力性が必要なのです。

では、今度はおでこに目を転じてみましょう。おでこを横から見て、出っ張ってきた感じがありますか。ひたいの広い狭いは人それぞれですので、以前の自分と比べてどうかという話になります。

出っ張ってきたと思った方は、髪の生え際を触ってみてください。例外なくコチコチに硬くなっているはずです。これもまた、ひたいが後退する危険性を秘めています。

ふだん鏡は正面からしか見ないため、おでこの出っ張りは意外と気づきにくいものでしょう。それに対して、わたしたち床屋はお客さまの頭をさまざまな方向から眺めますから、本人が知らなかったおでこの変化まで見えてしまうのです。

✓百会のツボを押したら、①痛い　②気持ちいい　③何も感じない　のどれ？

頭頂部には百会《ひゃくえ》というツボがあります。耳を倒したところから頭頂部に向けて伸ばしたラインと、眉間から頭頂部に持ち上げたラインがぶつかる場所が百会の位置です。百会では硬さというよりも、感覚によって頭皮ストレスの有無を確認できます。

百会を5分マッサージすると血圧が20下がると言われていますが、そのほかにも多くの効果を持ったツボです。もちろん、頭皮にもいい影響がありますので、わたしもお客さまにはよくマッサージをします。

ところで、ここをマッサージしたときのお客さまの反応は、「痛い」「気持ちいい」「何も感じない」の3つに分かれます。さて、どの方が最も健康な頭皮の持ち主でしょう。

正解は「痛い」です。ツボをマッサージすれば気持ちいいのが当然という気がしますが、百会に関しては痛みを感じるほうが健康なのです。そのため、気持ちよさそうにしているお客さまを見るにつけ、「こら、のんきに構えている暇はないぞ。髪が危ないんだぞ」と胸の内でやきもきしてしまいます。

ご自分でツボをやや強めに押してみてください。気持ちよかったり、取り立てて何も感じなかったりするときには、頭皮がストレスを感じ始めている証拠だといえるでしょう。ちなみに、気持ちがいい場合はてっぺんからの薄毛が、何も感じないときはひたいの後退が懸念されます。

あと、これは個人的な感覚なのですが、頭の形も薄毛に関係しているようです。てっぺんがとがった形は薄毛になりやすく、平らなほうが頭皮がしっかりしている。お客さまの頭を見ていると、そう感じます。

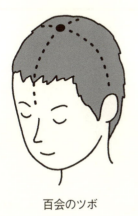

百会のツボ

☑ 髪質が急に変化した

細い・太い、硬い・柔らかい、黒い・茶色いなど、髪質は人によって異なります。

「オレの髪は太くて真っ黒だから丈夫でハゲにくい」

「細くて頼りない髪だから先々が心配」

一般的にはこんなイメージがあるようですが、それは単なる思い込み。

これまでの経験に照らし合わせると、細くて量の少ない方のほうが長持ちしている印象があります。年を取っても、あまり減っていきません。見た目とは裏腹に、意外としぶといんですね。ちなみに、色は色素の問題なので、茶色っぽくても薄毛には関係がありません。

いずれにせよ、本来の髪質にいい悪いはないのです。

しかし、ここ最近で太い髪が細くなった、真っ黒だった色が茶色がかって見えるなど、急に髪質が変化したときには気をつけてください。

年齢が上がるにつれて髪質も変わっていきます。このように自然の摂理に従った変化は緩やかに起きるものです。

それが急激に変わったならば、頭皮ストレスが原因だと見るべきでしょう。


ところで、髪質とはちょっと違いますが、髪の伸び方も変化のひとつです。

みなさんはどのくらいの頻度で散髪に行っていますか。1ヵ月おき、それとも2ヵ月おき？　どなたも、だいたい定期的なペースで散髪しているのではないでしょうか。

そのころになると、前髪が目にかかる、襟足がうっとうしいなど、ご自分でも髪が伸びてきた実感があると思います。

でも、頭皮が弱ると髪が伸びるスピードが遅くなるのです。

散髪の時期になってもあまり伸びた感じがしなくなったり、あるいは散髪に行くペースが落ちたりしたら、頭皮ストレスを疑ってください。

☑髪がなでつけやすくなった

髪を押すとふんわり戻ってくる——これは髪にハリがある証拠です。弱ってきた髪からは、このハリが失われます。

ハリのなさは、いろいろな形で現れます。

まず、髪を押しても戻ることなく、そのままぺったりと張りついてしまいます。なでつけやすいとはいえるのですが、ハリのない髪では思いどおりのスタイルにはまとまりません。

太い髪や剛毛はハリが失われがちなので、この手の髪質の方はいっそう気をつけたいものです。

また、しょっちゅう寝グセで困っていたのに、急に寝グセがつかなくなったという場合も要注意。「寝グセを直す手間が省けていいじゃない」と喜んではいられませんよ。

コシや弾力があってこそ、寝グセはつくのです。

寝グセをつけたままの人を見かけると、わたしなどは「元気な髪だ」と思わずにんまりしてしまいます。

それから、これはとりわけ若い人に見られる傾向なのですが、前髪だけが弱ってしまうことがあります。前髪以外は健康そのもの、髪の量も豊富とくれば、たいして気にも留めないものでしょう。ただ、この前髪は見逃せないサインです。

若い人の場合、ハリのなさが真っ先に現れやすい部分が前髪なのです。髪はフサフサしているのに前髪の弾力がなくなっていた20代の青年には、とりわけ念入りにマッサージを行ったこともありました。

触るとパサパサしている、へなへなとひたいに垂れ下がるといった弱々しい前髪は、このあたりに酸欠が起きている印です。酸欠は髪から潤いもハリも失わせてしまいます。

たかが前髪と侮ってはいけません。前髪の弱りは髪全体が弱る前兆です。早めにケアをしましょう。

☑円形脱毛症になった

健康な抜け毛は、ひとところからまとめて抜けることはありません。古い髪が抜ければ新しい髪が生えてきますし、人間の身体はうまくできていると感心します。

しかし、このバランスが崩れ、一部分だけが抜け落ちてしまうことがあります。それが円形脱毛症です。

脱毛した部分の頭皮は、やはり赤茶けた色になっています。ここだけ極端に血流が滞り、酸欠になったと思われます。

一般的に強いストレスや環境の変化が原因と言われますが、お医者さんにも正確な理由はわからないようです。ただ、わたしのところへ相談にこられる方々も、人間関係や仕事上のトラブルなど精神的な悩みを抱えていることが多いと感じます。

たいていはストレスが解消すれば自然に髪が生えてくると言われていますが、トニ

ックを使ったほうが治りが早いという実感があります（このトニックの作り方は4章を参考にしてください）。放っておくと赤茶けた部分が広がってしまうこともあるので、頭皮ケアをしておいたほうが安心です。

とはいえ、次々と広がっていくケースも見受けられます。こういう方は抜け毛の根元がスパッと切ったように鋭くなる傾向があります。通常は毛根がついていますから、こんな鋭い切り口にはなりません。

これに気づいたら、早めに対処していきましょう。

最近は円形脱毛症がお子さんにも増えていると感じます。数年前にはよく地方へ行ってご相談に乗りました。学校へ通うかたわら、塾や習いごとをいくつも掛け持ちして、1週間のスケジュールがびっしり詰まっていることに驚いたものです。

あるケースではトニックやマッサージのやり方をお伝えするとともに、「どうしてもやりたいものだけを残して、あとはちょっとお休みしたら」とアドバイスをしてみました。

いちばん好きな習いごとひとつに絞って、気持ちにゆとりが出たせいでしょうか。少し時間はかかったものの髪の毛はすっかり元通りになり、わたしも胸をなで下ろしました。

ごく小さいものですと、本人が気づかないこともあります。

とある女性は、こんな話をしてくれました。

「一部分だけ妙に短い毛が集中して生えていたので、何だろうと思ったんです。そこで美容院で相談してみたら、円形脱毛症が治った跡ではないかと言われました」

本人は円形脱毛症になっていることなどまったく気づかなかったので、びっくりしたそうです。

彼女は子育てしながらフルタイムで働き、家庭と仕事の両立に奮闘中です。いつも元気いっぱいの様子をしていますが、どこかに疲れやストレスが溜まっていたのでしょう。

このように自覚がないケースまで含めれば、円形脱毛症の人数はもっと増えるのではないかと思います。

☑手のひらの色が赤茶色に見える

頭皮ストレスというと、どうしても頭皮や髪の毛ばかりに目がいきがちです。

でも、たくさんのお客さまと接するうちに、わたしはあることを発見しました。頭皮が弱っている方は、必ずといっていいほど身体の別の場所にもストレスの手がかりが現れていたのです。

そのひとつが手のひらの色です。手のひらが赤茶けていれば、頭皮も酸化しています。通常でも手のひらはやや赤みを帯びているものですが、これは健康的な色合いではない赤茶色です。

あるとき、弱った頭皮を確認していただこうと手鏡を渡したお客さまの手のひらが、赤茶けて見えました。頭皮と似た色です。これは怪しいぞと思ったわたしは観察を始めました。

するとどうでしょう。ほかのお客さまにも同じ現象が見られたのです。頭皮が赤茶けている方は手のひらも赤茶けており、頭皮の状態が改善すると手のひらの赤茶色も薄れていきます。

ここでわたしの頭にひとつのアイディアがひらめきました。手のひらの色を正常に戻してやることができれば、頭皮ストレスも解消するのではないだろうか。

お客さまに協力していただき、手のひらのマッサージ開始です。床屋で手のマッサージとは奇妙ですが、確かめなければ効果がわかりません。

結果、この仮説はみごとに的中しました。

手のひらの赤茶色が消えるにしたがって、頭皮の赤みも治まっていったのです。

あちこち場所を変えて試しましたが、いちばん効果があるのは親指と人さし指のつけ根あたりです。

頭皮ストレスがある方は、この部分が硬くなっているはずです。柔らかさを取り戻すまで、マッサージを繰り返すといいでしょう。一朝一夕には効果が表れませんので、根気よく続けることが大切です。

☑ 首筋が凝《こ》る

筋肉がガチガチに強ばってしまうコリ、辛いですよね。肩や首、背中、腰と、あらゆる部位にコリは生じますが、わたしが注目するのは首筋のコリです。

長時間同じ姿勢でいた、首に問題がある、脳のトラブルが影響しているなど、首筋のコリにはいろいろな原因が考えられるようです。このあたりはお医者さんでないとわかりませんので、あまりひどい場合には病院で診察を受けたほうがいいでしょう。

ただ、頭部から肩にかけてマッサージをしているときのお客さまの様子からすると、首筋――とりわけ両側のスジのコリは頭皮ストレスとも関係があると思えるのです。

マッサージを始めると、目をつむってとても気持ちよさそうにする方と、「痛たっ！マスター、力入れすぎだよ」と悲鳴を上げる方がいます。

おやおや、これはどうしたわけでしょう。わたしはお客さまによって力加減を変えたりしていません。にもかかわらず、両極端の反応が返ってきます。

気持ちがいいと感じるのは、首筋が凝って血流が悪くなっているためです。血流の悪さは体内の酸欠につながります。

首の上はすぐ頭ですから、コリも伝わりやすいのです。頭が凝るという感覚はないでしょうが、コリの広がった頭皮は酸欠状態に陥ってしまいます。

首筋のコリは薄毛の予兆だと考えて、こまめにほぐしてください。

それから、首ではもう1ヶ所、ぼんのくぼも気をつけたいポイントです。ぼんのくぼは、うなじの中央あたりにある窪んだ部分を指します。

頭皮にストレスがかかり髪が弱ってくると、ここに強いかゆみを感じたり、できものができたりする場合が多いと言えます。

☑眉から長い毛が生えてきた

男性もずいぶんと肌の手入れを気にかける時代になりました。いまや男性用化粧品も珍しくありませんよね。それでも、やはり女性にはかなわないのではないでしょうか。肌の色つや、コンディション、お化粧のノリと、女性たちは入念に顔をチェックします。

もっとも、顔の上で起きる変化は肌のトラブルだと思い込みがちです。けれど、それが眉の付近だったら、頭皮ストレスの現れかもしれません。

まずは眉間です。肌がかさついていたり、できものがあったりする場合は、髪が弱っていると考えられます。乾燥肌の方もかさつきは見られますが、念のため髪の状態もチェックしてほしいものです。

次に、眉毛の長さを見てください。通常、眉毛の長さはだいたいそろっています。

そこに何本か長いものが混ざっているのであれば、ホルモンのバランスが崩れていることが疑われます。

ホルモンと髪は深く関わっています。ホルモンバランスが崩れたせいで、髪が伸び切らないうちに抜けてしまうといった例も、わたしは見てきました。

年齢が上がるにつれてホルモンのバランスは崩れてくるといいますから、お年寄りは長い眉毛があっても不思議はないかもしれません。

でも、まだ若い方なら長さのばらつきは不自然です。ことは髪だけに留まらない可能性もありますので、早めに手を打ったほうがいいと思います。

「世の中には眉の濃い人と薄い人がいるよねえ。これって、薄いほうが危ないのかなあ」

不安に思う方もいるでしょうが、これは単なる個人差です。長さのばらつきが出やすいかどうかとは、まったく関係ありません。

☑耳たぶにできものができた

髪が弱ってきたお客さまの耳には、頭皮ストレスの兆候が現れます。これは医学的な根拠というよりも、長年の経験から得たわたしの実感です。

最初に気づいたのは、耳たぶのできものでした。

髪に弱りが出ている方は、たいてい耳たぶにできものがあります。

なかでも、赤くポツッとしたできものには要注意です。現在はまったく心配がないように見えても、髪の将来は危ういと言わざるをえません。こういう方の髪は薄くないにもかかわらず、へたっと頭に張りつき頼りない感じがします。

また、耳たぶは柔らかく、適度な弾力があるものです。ここにグリグリと硬い部分ができたり、弾力がなくなってきたら、頭皮ストレスのサインだと思ってください。

耳の色にも変化が出ます。肌本来の自然な赤みが失われ、白っぽい色になります。

頭皮は白っぽいほうが健康ですが、耳は逆なのです。

できものに気づいてから、わたしはお客さまの耳にも注意を払うようになりました。そのおかげで、ほかのサインも見つけることができたのです。

そして、これはたいへん感覚的な話で説明しにくいのですが、耳の輪郭《りんかく》がぼやけて感じられるときには必ず髪に弱りが出ています。おそらく常連さんの見慣れた耳だからこそ、些細《ささい》な変化に引っかかりを覚えるのでしょう。

顔は毎日鏡で見ても、耳はあまり気に留めない方が多いはずです。これからは耳にも気を配り、危険なシグナルを見逃さないようにしてください。

☑ ため息が多い

「ため息の多い人はハゲやすい」と言ったら、「何をバカな！」と笑われそうですね。若い方については、必ずしもこう言い切れないのはたしかです。けれど、中高年がしょっちゅうため息をついていたら、わたしはその方の髪の毛が心配になります。けっして当て推量ではありませんよ。床屋という仕事ならではの着眼点とでも申しましょうか。

髪を切ったり、頭を洗ったり、髭を剃ったりと、わたしたちはお客さまの顔の間近で作業をします。意識せずとも息遣いが感じ取れる距離ですから、自然とお客さまが規則正しい呼吸をしているかそうでないかの区別がつくようになりました。

その結果、呼吸に乱れがある方は、頭皮で酸欠が起きているケースが多いとわかったのです。

呼吸のリズムは人それぞれです。ただ、速い遅いの違いはあっても、正常な呼吸はリズムが一定になっています。はあっと大きく息を吐き出すため息は、正しいリズムを取り戻そうとする無意識の行動です。

呼吸の乱れは血流を悪くするため、髪にとっては大敵と言えるのです。ため息がハゲにつながると言った意味が、おわかりいただけましたか。

もっとも、悩みやストレスを抱えていれば、知らず知らずのうちに出てしまうでしょう。そのせいか、本人は頻繁にため息をついているとは気づきにくいものです。しかし、髪の毛の一大事とあらば、ため息を減らさなければなりません。ポイントは呼吸を落ち着かせ、安定したリズムを取り戻すこと。それには腹式呼吸が効果的です。

わたしもストレスに弱いタチでしたが、腹式呼吸を実践することで気持ちが穏やかになり、ゆったりと呼吸ができるようになりました。

3

洗い方、マッサージ、ツボ、呼吸法…

頭皮にやさしい
ヘアケア&スカルプケアを
始めよう

正しいシャンプーのポイント

ここからは頭皮ストレスを減らし、髪を守る具体的な方法に入っていきましょう。最初は洗髪についてです。

熱いお湯がお好きな方もいらっしゃいますが、頭に関してはややぬるめがベストです。頭皮はとてもデリケートにできているので、高温のお湯だと刺激が強すぎてしまいます。

洗髪はお湯で髪をすすぐことからスタートします。シャンプーを使うからといって、湿らせる程度ではいけません。ここで汚れを落としてしまうくらいの気持ちで、しっかり流してください。

髪の長さや量、そのときの汚れ具合によってすすぎ時間は異なりますから、一律に何分とは言えません。ご自分がさっぱりしたという感覚を目安にしていただければいいと思います。

十分にすすぎ終わったら、シャンプーに取りかかります。

シャンプーの量は、ごく少なめに。これを髪全体にまんべんなく行き渡らせます。地肌ではなく髪につけるのが基本です。

このとき、いっぺんにつけようとすると、どうしてもムラが出ます。かといって、シャンプーを追加したら量を減らした意味がありません。

ですから、片手にシャンプーを取り、反対の手の指で少しずつ場所を変えながら髪につけていくようにします。少々手間はかかりますが、これが少量シャンプーのコツです。

最後はシャンプーが残らないよう、念入りに洗い流しましょう。

もちろん、お湯だけで洗髪を終わらせてもけっこうです。慣れないうちはどの程度洗えば汚れが落ちるのか塩梅《あんばい》がわかりにくいかもしれません。洗った直後や翌日の髪の状態を確認しながら、洗い方を加減していきましょう。

頭皮から健康になるシャンプー

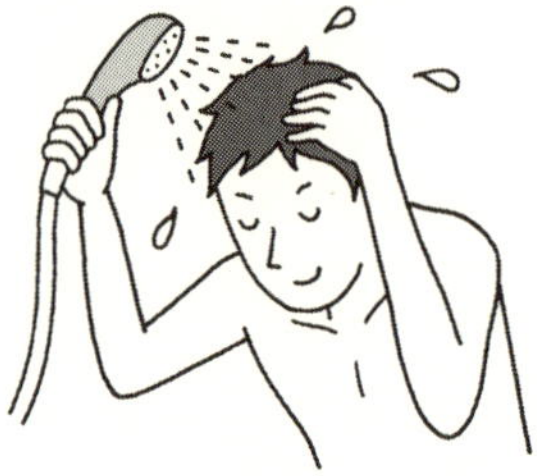

①しっかりお湯ですすぐ（汚れを落としてしまう意識で）

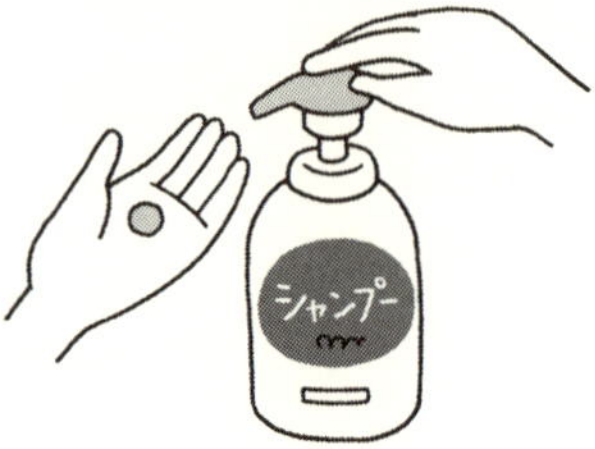

②シャンプーを片手に取る。
量は少なめでOK

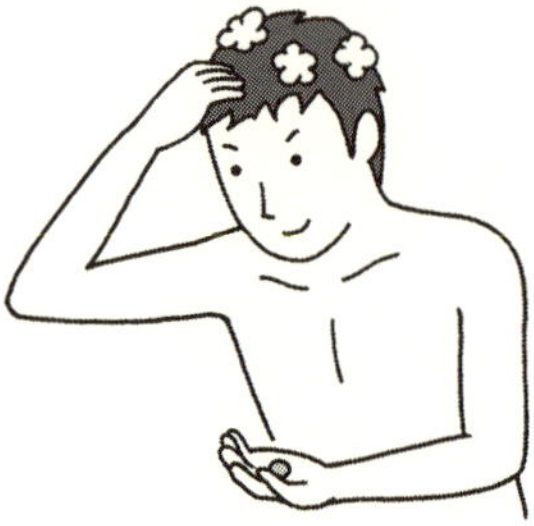

③少しずつ場所を変えながら、
髪につけていく

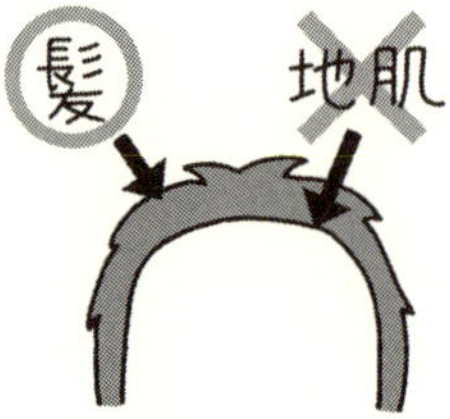

④ **ポイント**
シャンプーは地肌ではなく、
髪につけること

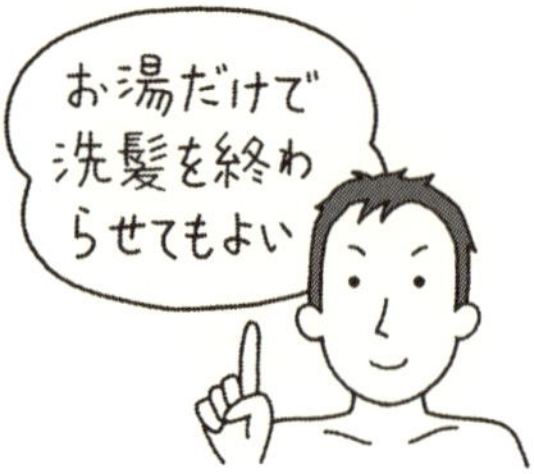

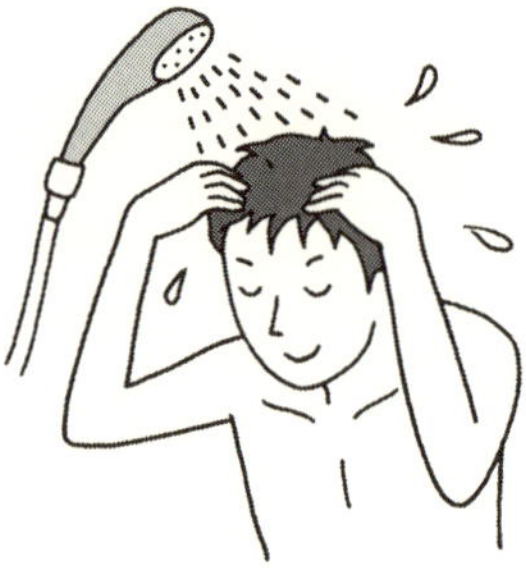

⑤しっかり洗い流します

石けんで洗うなら、オリーブ石けんがオススメ

髪を保護する成分が入っているシャンプーは、使い方に注意が必要でした。では、石けんはどうでしょう。

「石けんで頭は洗わないでしょう。髪を傷めそうだし」

そんな意見が聞こえてきそうですね。

でも、顔や身体に使う普通の石けんなら、髪を洗っても問題はありません。

わたしの知り合いにも、石けんで洗髪を続けていらっしゃる方がいます。この方は、「洗った直後はバリバリの感触になるんだけれど、最近では髪に押し返してくるようなコシが出てきた気がする」とおっしゃっていました。

頭皮の状態もいいので、この方にはきっと石けんが合っていたのだと思います。

もっとも、石けんにトリートメント効果を持つ成分は入っていませんから、洗髪後

に髪がパサつきがちになることは否めません。気になるのであれば、ヘアクリームで脂分を補っておきましょう。

石けんで頭を洗った際のパサつきだけは、如何《いかん》ともしがたいかなあとわたしも思っていました。ところが、この問題を解消する石けんをついに見つけたのです。

それはオリーブ石けんです。

食用油の原料になるくらいですから、オリーブにはたっぷりとした油分が含まれています。石けんを使ってもベタベタすることはありませんが、この油がほどよく髪に浸透してパサつきを防いでくれるのです。

植物から抽出した純粋な油は化学的な油とは違い、少量であれば皮脂の分泌を妨げません。あまりにも頭皮が弱って皮脂が不足しているお客さまには、ほんの少しオリーブオイルを頭に擦り込んでからシャンプーをしたこともあるほどです。

普通に髪がある方にオリーブオイルは不要ですが、オリーブ石けんはどなたにもオススメです。一般的な石けんに比べると少々値が張るものの、手に入れる機会があればぜひ頭にもお試しください。

血行を促進する、洗髪マッサージ

頭を洗う際に、ぜひ加えていただきたいのがマッサージ。血行を促進し、頭皮の状態を整えてくれるマッサージこそが、洗髪のキモだと言えます。

お湯だけ洗髪の場合はすすぎのあとに、シャンプーを使う場合はシャンプーをつけたあとに行います。

洗髪マッサージのやり方は次のとおりです。側頭部、後頭部、前頭部、２ヶ所のツボという４ステップになります。

まず、左右の側頭部に指を当て、小刻みに動かしながら頭頂部へと移動させます。

次に、後頭部に親指以外の４本を当てます。今度は中央に向かってジグザグに動かしながら頭頂部まで移動します。

それから、前頭部の生え際に指を当て、小刻みに動かしつつ頭頂部へ向かいます。

最後に、百会のツボと上星《じょうせい》のツボを片方の中指で押します。上星はひたいの生え際から2センチくらいの場所にあります。

これでマッサージは完了です。

けっして爪を立てずに、指の腹を使ってやさしく行ってください。爪を立てると、頭皮を傷つける恐れがあります。

「で、マッサージは何分やればいいの？」

この質問、多いんですよね。本音を言えば、「何分でもお好きなだけどうぞ」と答えたい。じっくり時間をかけるほど、頭皮の血行はよくなるからです。

でも、せっかちなお客さまは「それじゃ、よくわからないよ。目安を教えて」と納得してくださいません。ですから、少なくとも5分はかけてほしいとお答えしています。

そのためにも、ゆっくりお風呂に入れる時間に洗髪するのが望ましいと思います。

シャンプーをつけている方は、マッサージを終えてからしっかりすすぐことをお忘れなく。

頭皮を癒すシャンプーマッサージ

①側頭部に指の腹をあて、小刻みに上下させながら頭頂部へ

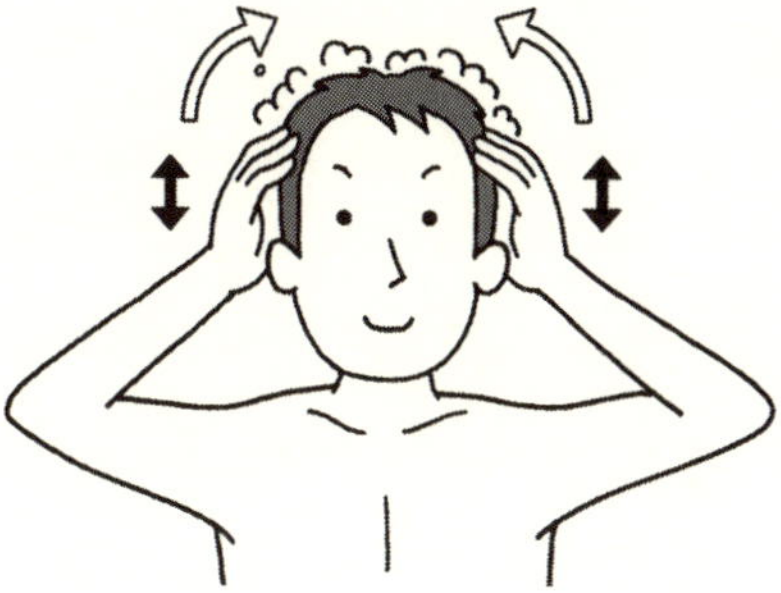

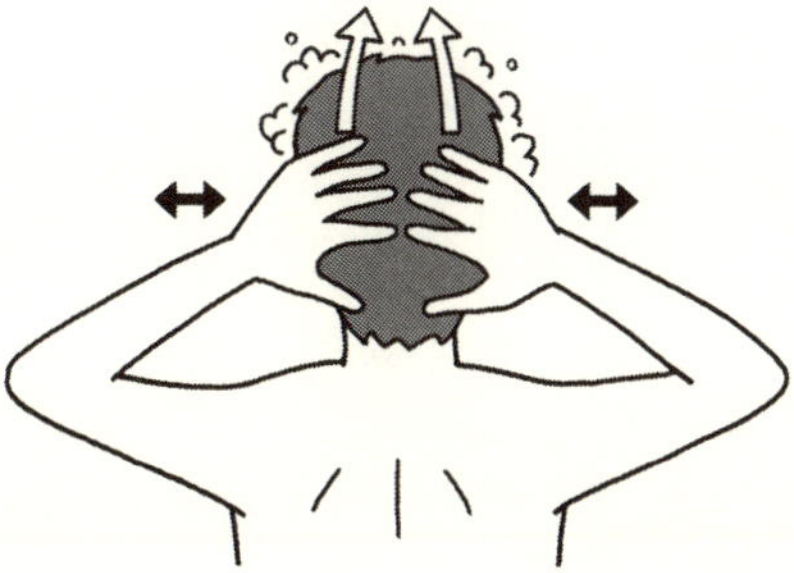

②後頭部に親指以外の４本の指をあて、中心に向かって左右にジグザグに動かしながら頭頂部へ

③前頭部の生え際から、小刻みに動かしながら頭頂部へ

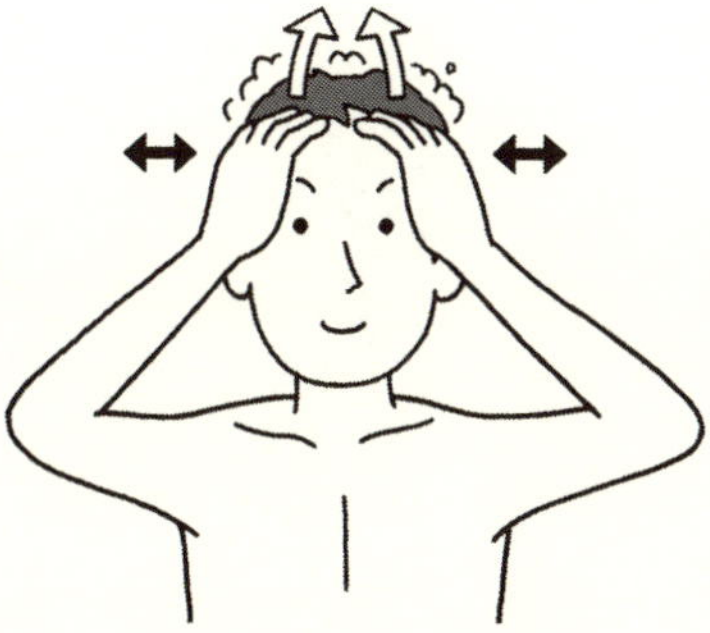

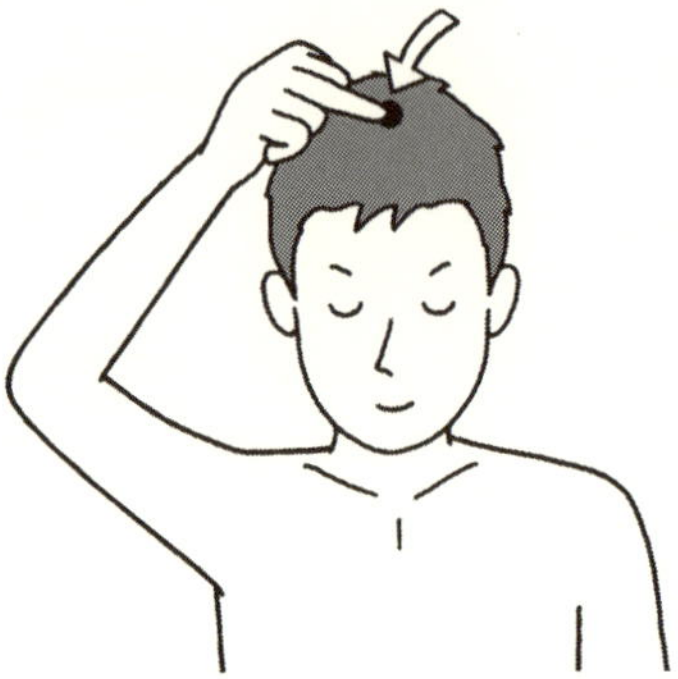

④百会のツボ（頭のてっぺんから２センチのところ）を押す

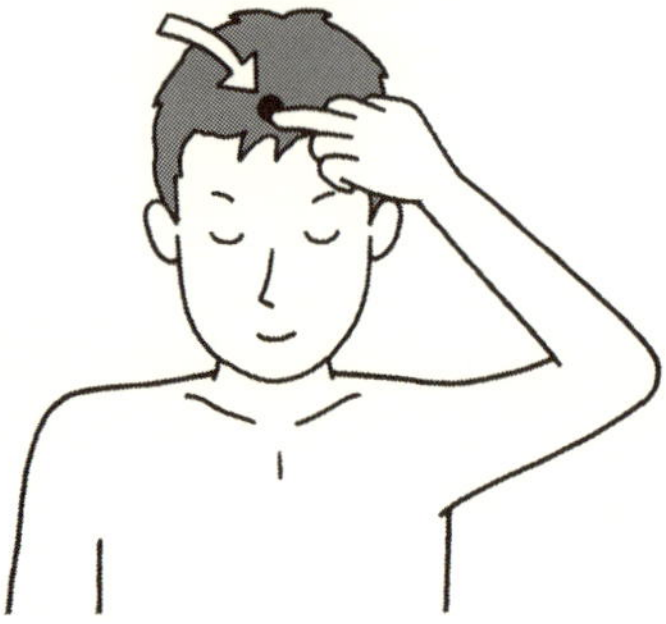

⑤上星のツボ（ひたいの生え際から２センチのところ）を押す

頭皮や髪に効く、3つのツボ

頭皮や髪に効くマッサージの部位といえば、真っ先に頭部が思いつきますよね。洗髪にプラスしたのも頭部のマッサージでした。

でも、耳、首、肩、手、足など、頭以外にも効果的なポイントがあるのです。

これらのうち、首筋から肩にかけてをご紹介しておきましょう。ここには3つのマッサージ・ポイントがあります。

ひとつめは**「天柱《てんちゅう》のツボ」**。頭蓋骨の下、頭と首のちょうど境目あたりに頚椎《けいつい》がありますが、その両脇が天柱です。

2つめは、天柱の少し上に位置する**「風池《ふうち》のツボ」**です。天柱から髪の生え際に沿って1センチくらい外側になります。

3つめの**「肩井《けんせい》のツボ」**は肩にあります。場所は、首の後ろのつけ根と肩先を結んだラインの中央あたりです。肩井の下には頚動脈が走っています。

マッサージといっても、強い力で揉みほぐす必要はありません。この部位に手を当てて暖める程度で十分です。とてもシンプルなマッサージですが、血液循環をよくする効果があります。

首筋のコリは頭皮ストレスのサインでしたね。コリだけでもやっかいなのに、髪まで弱るという泣きっ面にハチの状態です。しかし、血液循環がスムーズになれば、コリもほぐれていくことでしょう。

1日中、パソコンとにらめっこで仕事をしていたりすると、長時間同じ姿勢が続いて肩や首の血流も悪くなっているはずです。仕事の合間でも移動中でも、この程度のマッサージなら簡単にできるのではないかと思います。

ちょっとしたマッサージで頭皮が元気になり、身体もラクになる。なんだかお得な気がしませんか。

髪と頭皮に効果的なツボ

天注《てんちゅう》

盆の窪の両脇。髪の生え
際の２本の太い筋の外側

風池《ふうち》

天柱から指１本分より
やや少なめの外側

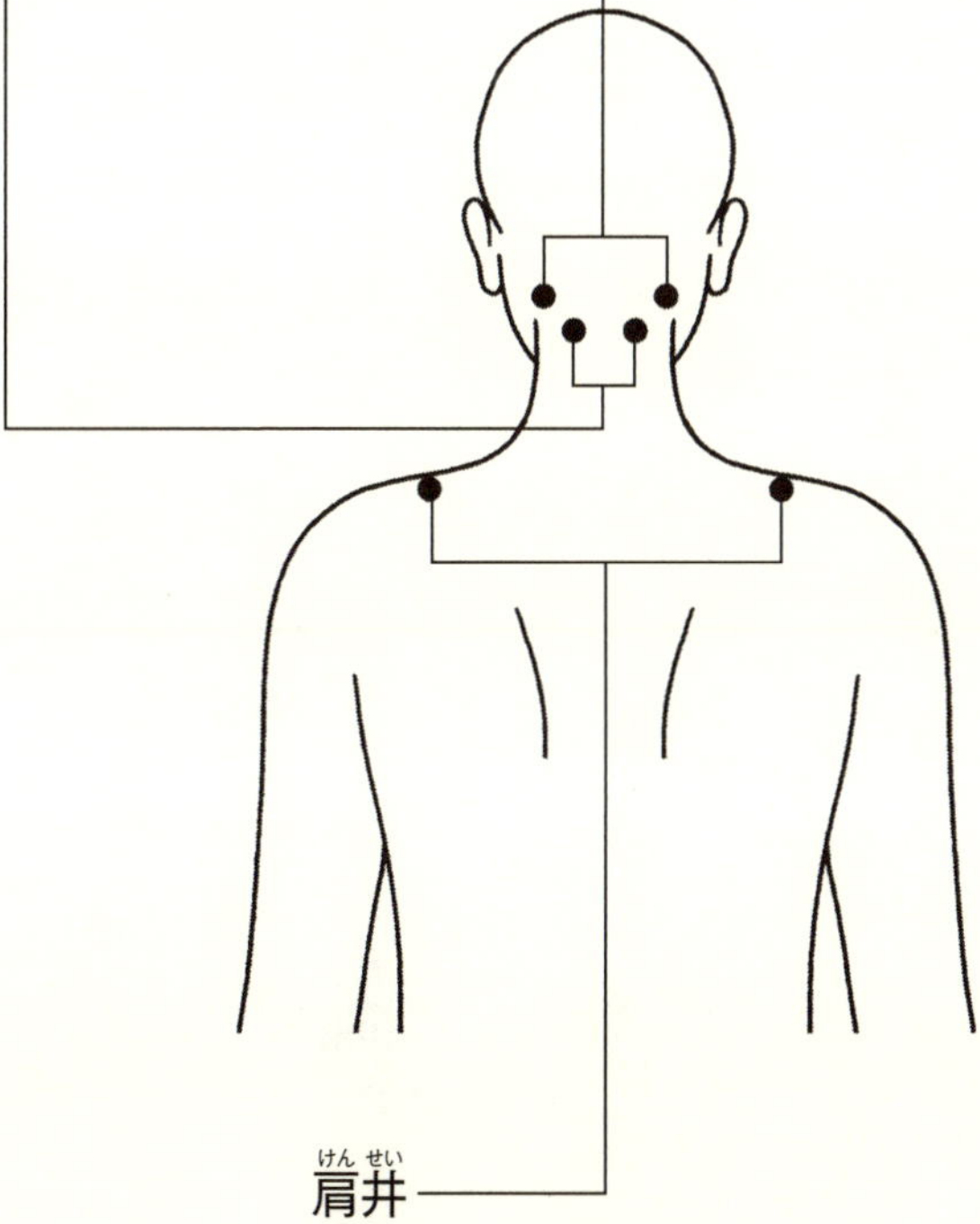

肩井《けんせい》

首の根元から肩先の真ん中あたり

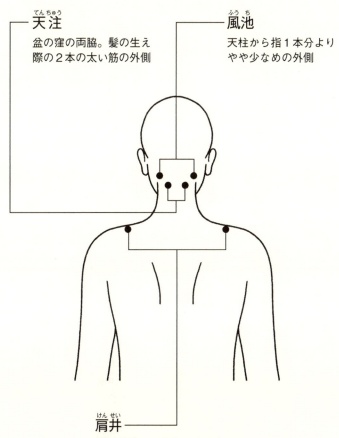

腹式呼吸で髪を強くする

2章でもちょっと触れた腹式呼吸は、気功を行う際にはたいへん大事な呼吸法だと聞きます。けれど、わたしは髪にとっても重要だと主張したいですね。

なぜなら、髪が元気な方はお腹で呼吸しているからです。

これはお客さまの髭を剃《そ》っていて見つけた事実です。髭を剃るときには椅子を倒して仰向けになっていただきます。この体勢だと、胸からお腹にかけての様子がよくわかります。

そして、お腹が上下している――つまり腹式呼吸をしている方の頭に目をやれば、髪はイキイキとし、頭皮も健康的な青白さでした。そのうえ、あとになってもハゲないケースが多かったのです。

こうした例にいくつも出会い、腹式呼吸は髪を強くすると実感したわけです。

たかが呼吸で差が出るのかと疑うかもしれませんが、わたしは逆の実例も目にしています。胸で浅い呼吸をし、おまけに不摂生を繰り返していた男性はお父さんよりも先にハゲてしまいました。

彼の場合はいろいろな要因が重なったうえでのハゲではあります。ただ、腹式呼吸をしていたら、もう少し髪が長持ちしたのではないかと残念です。

わたしたちは生きている限り呼吸をします。どうせ呼吸するなら、髪にいい腹式呼吸に変えていきませんか。

といっても、慣れないうちはどうやったらいいか戸惑うかもしれません。最初は仰向けになって行うと、感覚がつかみやすいと思います。

仰向けになったら、右手を胸に、左手をお腹に置きます。お腹を膨らませるように、鼻で大きく息を吸い込みます。このとき口は閉じたままにしてください。

息を吐くときには口を使います。口をすぼめてゆっくり吐き出しながら、左手でお腹を押し上げていきます。けっして焦らず、少しずつ吐き出すのがコツです。

仰向けでの腹式呼吸をマスターしたら、横向きでもトレーニングしましょう。やり方は同じです。

この2つができるようになれば、腹式呼吸の基礎はもう飲み込めています。あとは座ったり、立ったり、あるいは歩きながらと、徐々にいろいろな姿勢に慣らしていくだけです。

はじめは意識しないと胸式呼吸に戻ってしまうこともあるでしょう。しかし、頑張って続けていくうちに、いつの間にか腹式呼吸が当たり前という状態になっているはずです。

腹式呼吸にはため息を減らす効果もありますから、ストレスを抱えているときにも実践していただきたいと思います。

スタイリング剤を使うなら「根元は避ける」

スタイリング剤は何もつけないという人もいれば、ムースやワックスなどを使ってヘアスタイルをバッチリ整える人もいます。あなたはどちらのタイプでしょうか。スタイリング剤を使えば、アレンジの幅が広がります。しかし、「リンスやトリートメントさえ使わないほうがいいというのなら、スタイリング剤もマズイのでは……」と考えるかもしれませんね。

その答えはNOです。使ってはいけないスタイリング剤はありません。ツンツン立たせるもよし、風になびくストレートヘアを目指すもよし、お好みのスタイリング剤を使って自由な髪形を楽しんでください。

スタイリング剤についてのポイントは何を選ぶかではなく、どう使うかにあるのです。

どれをお使いいただく場合でも、スタイリング剤が頭皮につかないように注意してください。頭皮を呼吸困難にしてはいけないという理屈は、リンスやトリートメントと同じです。

髪の先端部分はかまいませんが、根元は避けましょう。少量ずつ手にとってつけていくと失敗がないと思います。

ここで問題になるのが、スプレー式のもの。シュッと吹きかけるだけのスプレーは手も汚れずにたいへん便利です。

けれど、どんなに慎重に使っても、直接髪に吹きつけては頭皮にかかってしまいます。長髪なら毛先だけにかけるのも可能でしょうが、噴射された液は霧状になって広がりますから万全とはいえません。

スプレー式のスタイリング剤はいったん手に吹きかけ、それを髪につけるようにします。ちょっと手間が増えるとはいえ、この方法のほうが安心して使えます。

使い方さえ間違えなければ、どのスタイリング剤でもＯＫです。

帽子は、通気性重視で選ぶ

夏の暑い日、かぶっていた帽子を脱ぐと、すーっと風が吹き抜けて気持ちがいいものです。となると、帽子は頭を蒸れさせてしまうのではないか。はたして、帽子は髪にいいのか悪いのか。そんな疑問も湧いてきます。

頭を蒸し風呂状態にしておくのは、よくありません。実際、脱毛と気温には関係があり、25度で脱毛の兆候が見られ、38度以上になると抜ける本数が増えるという実験データがあります。

徳島大学の武田克之先生によれば、「毛穴に溜まった脂肪酸やフケが蒸されると細菌の繁殖に適した環境ができあがり、それらの細菌が毛穴を塞いでしまうのが問題」だといいます。

もっとも、これはヘルメットのように頭をきつく締めるかぶり物の話。

ヘルメットは安全を確保するためのものですから、通気をよくする穴もありませんし、しっかりと頭に固定させます。長時間かぶりっ放しでいると、内部の温度は25度に達することもあるそうです。汗や脂で髪はベトベト、細菌も繁殖しやすくなります。

しかし、布製の帽子や麦わら帽子なら通気性があり、多少汗をかいたとしても蒸れすぎることはありません。こういう帽子はぜひかぶっていただきたいものです。

日差しが強い季節になると、女性はよくUV対策の化粧品を使いますよね。紫外線は美白の大敵というわけですが、髪にとっても脅威です。なぜなら、頭皮や髪を酸化させてしまうから。酸化は薄毛の進行を早める原因になります。

紫外線を避けるために、帽子は有効な手段です。

このとき、帽子はゆったりめのものを選んでください。頭頂部のあたりをきつく締めてしまうと血流が悪くなり、頭皮にストレスをかけてしまいます。

仕事柄、ヘルメットをかぶらざるをえない場合は、ときどき脱いで風をとおしてあげるといいでしょう。ヘルメットそのものがハゲの原因にはならないと思いますが、頭皮の酸欠が始まっているときには、それを加速させる恐れがあります。

じつは、通気をよくするためにヘルメットに穴を3つ開けたらどうかと提案したこともあるのです。でも、強度が落ちて安全性が損なわれると、叱られてしまいました。

もちろん、帽子だけでなく、日傘を差していただいてもけっこうですよ。近ごろでは男性用の日傘もあると聞きます。

とにかく頭を紫外線にさらさないことが肝心です。

ヘアスタイルは自然な「髪の流れ」を大事にする

ヘアスタイルを決めるときのポイントは、自然な髪の流れに沿っていることです。そのためにも、まずはご自分の髪の流れを知っておきましょう。

頭を洗ったあとタオルで軽く水気をふき取り、1~2分放置します。その際、ブラシや手ぐしで整えないでくださいね。これがあなたの髪の流れです。

この**流れに逆らわないように整えるのが、最も負担がかかりません**。つむじが右巻きの人は右方向へ、左巻きの人は左方向へ流すと、髪もまとめやすくなります。

あとはお好きなヘアスタイルでかまわないのですが、いくつか気をつけていただきたい点があります。

ひとつは分け目をつけるスタイル。いつも同じ場所できっちり分けているとその部分の髪を傷め、脱毛を増やす原因にもなりえます。ひとつの姿勢を取り続けると肩や腰が疲れますよね。あれと同じです。こうした一定の負担による脱毛を機能的脱毛と呼びます。

ときどき分け目の位置を少しずらしたり、分け目のないスタイルにして、頭皮をリラックスさせてあげましょう。

また、髪の流れに逆らってオールバックにするのも禁物です。無理やり前髪を引っぱり上げると強い刺激がかかり、生え際の頭皮の活動が低下してしまいます。ヘタをすると髪の毛を再生しなくなりかねません。

ひたいが後退する前にヘアスタイルを一考してください。

それから、長髪の方は後頭部でひとつに結ぶことがあります。これは髪が後方へ強く引っ張られるため、前頭部の毛根にストレスがかかります。「ポニーテールを続けてたら、前のほうが薄くなっちゃったぁ」という女性もいました。

たまには髪を結ばない休息日を作ってあげるといいですね。どうしても髪をまとめたいなら、バレッタなどでアップにしては？　結ぶよりは髪にかかる負担が小さいはずです。

円形脱毛症のためのカツラ利用法

いつの頃からでしょうか。テレビなどでも、中高年の女性向けのウィッグ（カツラ）の宣伝をよく見るようになりました。

これは女性に薄毛が増えてきたせいでしょうか、それとも年をとっても美しくありたいという願望が強まってきたためでしょうか。

わたしは基本的にカツラをお勧めしていません。

帽子のようにちょこちょこ脱ぐわけにいきませんから、どうしても頭が蒸れがちになりますし、留め金で装着するタイプは、その部分の髪への負担も気になります。

カツラに頼る前に、自前の髪と頭皮を健康にすることを考えていただきたいのです。

しかし、そんなわたしでもカツラが有効だと思えるときがあります。それは円形脱毛症の場合です。子どもや女性の方にも円形脱毛症は増えているのです。

どうして円形脱毛症になるのかというメカニズムは、いまだによくわかっていません。ただ、原因のひとつとしてストレスが関係していると考えられています。

円形脱毛症で悩む方とお話をしていると、この髪が抜けている状態も大きなストレスになっているように感じます。

一部の髪がごっそり抜ける円形脱毛症は目立ちます。人によっては、それがいくつもできたりするのです。

こうなると外出したくない、人に会いたくないと、気分まで塞いでしまいます。お子さんだと学校でからかわれたりしてかわいそうな思いをすることもあります。ストレスを解消しなければいけないのに、これではかえってストレスが募ってしまうでしょう。

どうしても気になるのであれば、いっときカツラを使用することを検討してはどうでしょうか。イマドキのカツラはよくできていますから、見た目にも不自然ではないはずです。頭全体を覆うのではなく、一部をフォローする部分カツラという手もあります。

カツラをつけて気持ちが晴れるなら、それに越したことはありません。カツラを勧めていない立場で言うのもなんですが、やっぱり「気持ち」は大きいのです。カツラがあることでストレスが減るのであれば、こういうときは、おおいに活用すべきだと思います。

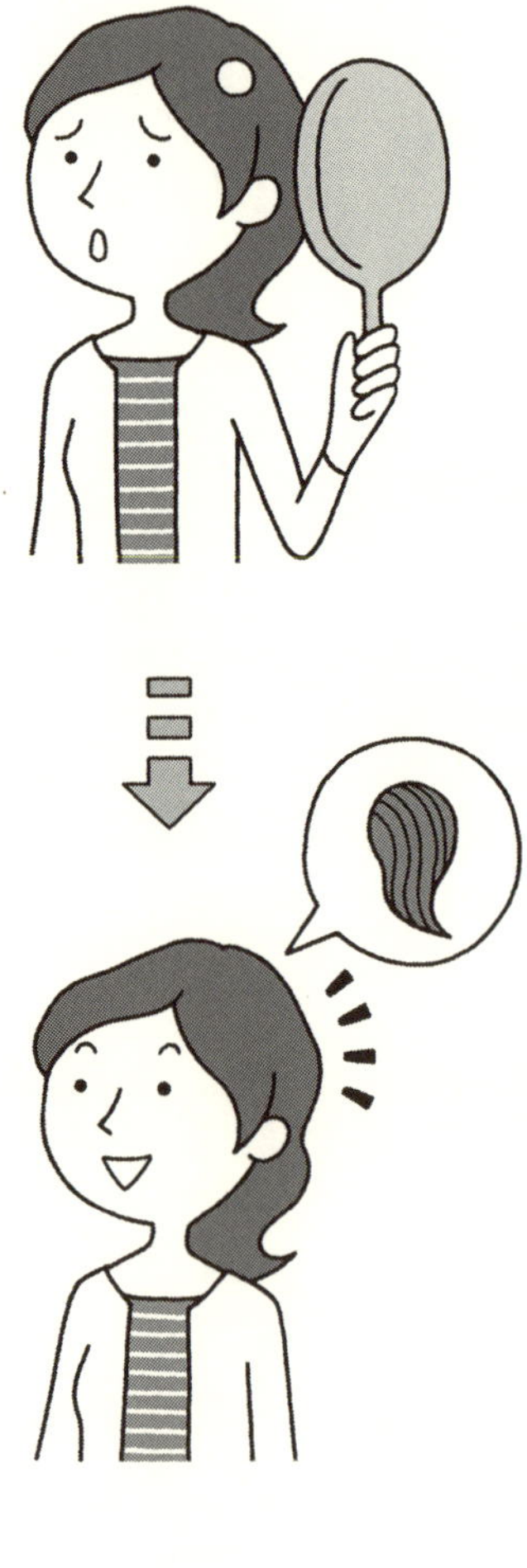

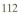

バーコード頭についての、私の考え

てっぺんが薄くなりかけてきたことを気にして、サイドから強引に髪を持ってきて頭頂部にかぶせるスタイルは、俗にバーコード頭などと呼ばれています。

「何もそこまでしなくても……」「かえってかっこ悪いよね」と、バーコード頭に対する世間の評判はあまり芳しくありません。自然な流れに沿うというヘアスタイルの基本からもはずれています。

でも、わたしは「よくぞ頑張っている！」と拍手を送りたい気持ちです。たとえ、一般的にはイケてないヘアスタイルでも、笑う気にはなれません。

お客さまを見てきて感じるのは、薄くなってきたからもういいやと諦めてしまう人ほど髪の弱りも早まるということ。科学的な根拠はわかりませんが、おそらく髪の元気と気力は密接に関係しているのだと思います。

ですから、「薄くなってきたから、もう坊主頭にして」なんておっしゃるお客さまがいると、思わず「それはあかん！」と言ってしまいます。

この頭を何とかしよう、おしゃれに見せたいという気力を失わないことが、髪を長持ちさせる秘訣です。

したがって、白髪染めもけっこうだと思います。

カラーリングと白髪染め、呼びかたは違いますがやることは同じです。本来、髪が弱っている方にカラーリングはお勧めしませんが、白髪頭をかっこよくしようと考える気力のほうを優先したいのです。

もちろん、黒髪よりは髪への負担が大きくなりますから、理容師さんや美容師さんとよく相談しながら進めましょう。白髪染めに固執するあまり、頭皮を弱らせたら元も子もありませんからね。

バーコード頭はまだ諦めていない証拠。その心意気が、わたしには頼もしく見えます。

4

元祖・漢方トニック、つゆくさ化粧水から
最新版トニックまで一挙公開

ついにたどりついた
徳富式の最新！ 漢方トニック

徳富式の漢方トニックとは？

頭皮をいたわることの大切さや正しいケアの仕方、だいぶご理解いただけたと思います。では、もう少し積極的に攻めていきましょうか。いえ、なにもラジカルな方法でというわけではありません。トニックの力を借りて、頭皮を活性化させていくのです。

床屋という職業柄、ハゲ、抜け毛、髪の傷みなど、髪の毛にまつわるさまざまなご相談を受けてきました。とりわけ、ハゲや脱毛はご本人にとって深刻な問題です。

育毛剤やらヘアケア用品やら、みなさんいろいろ試していらっしゃいます。ただ、「やっぱり生えないねえ」「どの育毛剤も合わなかったみたいだよ」と淋しい声ばかりで、目覚ましい効果を発揮したという話は聞きませんでした。なかには「マスター、瞬く間に髪の毛がばっと増える薬ってない？」と無茶をおっしゃる方も……。

それでは魔法です。だいたいそんな便利な薬があったら、みながこぞって使っているでしょう。

とはいえ、薄毛を何とかしたいという切実な願いは、わたしにとっての課題でもあります。そこで、オリジナルの養毛剤の研究に取り組み始めたわけです。

もっとも、薬の専門家ではありませんから、研究は試行錯誤の連続でした。完成するまではお客さまに使えませんので、実験台は自分です。

まずは30種類の漢方薬を用意しました。漢方薬といえば普通は飲むものですが、頭につけても効くのではないかという単純な発想がスタートです。漢方薬の穏やかな作用も、わたしの好みに合っていました。

漢方薬は「飲む↓頭皮につける↓顔につける」の作業を繰り返して安全性を確かめました。ときには下痢をしたり動悸が激しくなったりと、手痛い失敗もありました。

そのあとにはブレンドの研究が待ち受けています。1種類では問題がなくても、組み合わせによって弊害が出ては困るからです。たとえば、柿のシブは血管を強くする働きに優れています。ただ、ほかのエキスとブレンドするとかゆみが出てしまい、使用を断念せざるをえませんでした。

ベストな配合を模索する気の遠くなるような作業を3年間続け、ようやく漢方トニックができあがりました。

漢方トニックは血液の循環をよくすることを第一に考えたブレンドです。多くの方にお使いいただきましたが、頭皮の酸欠を抑え、髪を少しずつ増やすとともに長持ちさせることに成功しています。

ただし、ひとつだけ解決できなかったのは漢方薬特有のニオイです。最初はお客さまにも「これはちょっと……」と顔をしかめられました。

でも、効果を実感された方々からは、「このニオイこそが効く気がする」とおっしゃっていただけるようになっています。

元祖・漢方トニックの作り方

漢方トニックには基本と円形脱毛用があります。作り方は同じですが、円形脱毛用には漢方薬をさらに2種類加えます。

〈材料〉

●基本

こうか（紅花）　25グラム
ひげにんじん（鬚人参）　25グラム
とうにん（桃仁）　25グラム
かんぞう（甘草）　10グラム
とうき（当帰）　25グラム
かんきょう（乾姜）　25グラム
せんきゅう（川芎）　25グラム
ぶし（附子）　20粒
ホワイトリカー（アルコール度数35度以上）　2・3リットル

●円形脱毛用

前記の漢方薬
もくてんりょう（木天蓼）25グラム　たいそう（大棗）25グラム
ホワイトリカー（アルコール度数35度以上）　２・８リットル

（作り方）

それぞれの漢方薬を別々にホワイトリカーに漬け込みます。こうかは３００ミリリットル、ぶしは５００ミリリットルで、あとは２５０ミリリットルです。日の当たらない場所に置き、３週間ほど寝かせます。ときどき容器を揺すると、エキスがよくなじみます。

３週間経ったら、ぶし以外のエキスを同量ずつブレンドします。20～30ミリリットルくらいが使いやすいと思います。この漢方ブレンド１３０ミリリットルに対して、ぶしは5ミリリットルの割合で加えます。

残ったエキスは半年間はそのまま置いておき、その後、漢方薬を取り出して全部をブレンドするといいでしょう。ぶしは同じ割合で混ぜてください。ブレンドしたエキスは何年も保存できます。

ここにあげた分量はあくまでも目安です。だいたい割合が同じであれば、作りやすい量に変えていただいてかまいません。

ところで、漢方トニックの作り方には、もうひとつ**簡易バージョン**があります。わたしの感触ではこちらのほうがエキスの出方が少ないような気もするのですが、初めて作る方、スペースに余裕のない方には向いているかもしれません。

ぶしを除いたすべての漢方薬を、いっぺんにホワイトリカー（基本は1・8リットル、円形脱毛用は2・3リットル）に漬け込みます。この作り方でも、ぶしだけは別に漬け込んでください（ぶし用に500ミリリットル）。

3週間寝かせたあと、ぶしを同じ割合（60～70ミリリットル程度・円形脱毛用は80～90ミリリットル程度）で加えればできあがりです。

酸化を防ぐ効果！つゆくさ化粧水

頭皮の酸欠は髪を弱らせると申しましたが、酸化もまたよくない影響を及ぼします。金属が酸化すると錆びるのと同様に、身体も酸化すれば錆びつきます。身近なところでは日焼けも酸化のひとつですね。

頭皮の場合は、それが髪の弱り、傷み、抜け毛となって現れるのです。研究と観察を重ねると、頭皮の酸化も数多く見受けられます。

酸化した頭皮と髪の毛そのものの質を向上させたい。これが、わたしの次なる課題になりました。

身体の酸化を防ぐためには、カルシウムを多く含む食品の摂取が有効だと知り、ならば、カルシウムを頭につければ効果があるのではないかと思いつきました。カルシウムは市販品も数多く出回っています。

ところが、漢方トニックに負けず劣らず、こちらも難題でした。頭につけるには液体状にしなければなりませんが、カルシウムは非常に水に溶けにくかったのです。

ひと口にカルシウムといっても、貝殻や鉱石からできている炭酸カルシウム、牛骨や魚骨から作るリン酸カルシウム、石油が元になった合成乳酸カルシウムなど、原料によっていくつかに分類されます。すべて試しましたが、いずれも溶け残りが多くなってしまいます。

「いいアイディアだと思ったんだけれど、カルシウムをトニックにするのは無理なのかなあ……」

と、弱気になったこともありました。

でも、これしきで諦めるのは性に合いません。

そして、紆余曲折の末にたどりついたのが乳酸カルシウムです。

乳酸カルシウムは粒子が細かく、巷に出回っているどのカルシウムよりも溶けやすいものでした。

乳酸カルシウムの成分は人体が持っているカルシウムに近いと言われており、体内に吸収しやすいのも特徴です。これなら、身体にもやさしく効いてくれるはずです。

やっと満足のいくカルシウムを見つけ、念願の酸化防止カルシウム水――すなわち、つゆくさ化粧水ができ上がったのです。

つゆくさ化粧水の作り方

つゆくさ化粧水の作り方はとても簡単です。「つゆくさ」と名づけていますが、これはわたしが好きな花の名にちなんだネーミング。漢方薬のつゆくさは使っていませんので、お間違えないように。

〔材料〕
乳酸カルシウム　6グラム
水　100ミリリットル

〔作り方〕
乳酸カルシウムに水を注ぎ、よく混ぜて溶かします。あとは使いやすい容器に移し替えれば完了です。

作り終えたら、すぐに使えます。置いておくと溶け残りが底に沈んできますから、使う前に容器を振るといいでしょう。

これは漢方トニックのように長持ちはしません。だいたい3週間～1ヵ月を目安に使い切るようにしてください。こちらも量は加減していただいてかまいません。

あっという間にできてしまいますね。

ただ、注意点がいくつかあります。

前述したように、カルシウムは必ず乳酸カルシウムを用意してください。水に溶けるのであれば、顆粒でも粒でもけっこうです。

乳酸カルシウムは薬局や健康食品店、インターネットなどで手に入ると思いますが、商品名が異なっている場合があるかもしれません。原材料が何なのか、きちんと確認しましょう。

水は水道水で十分です。

トニック&化粧水の使い方

漢方トニック、つゆくさ化粧水とも、まずは3ヵ月を目安に試してください。個人差はありますが、このあたりから効果を感じられるはずです。

「3ヵ月も待つの？　効き目が遅いなあ」

こうがっかりされる方もいますが、みなさん結果を急ぎすぎてはいないでしょうか。即効性のある強い薬は、それだけ副作用のリスクも大きくなると思うのです。たとえ多少の時間はかかっても、作用が穏やかなものは安心できます。

使い方はどちらも一緒です。

基本は洗髪のあと、髪を乾かし切らないうちに使います。湿り気が残っているほうがなじみやすいからです。

漢方トニックやつゆくさ化粧水をつける前には、けっしてリンスやトリートメントはしないでください。これらが頭皮について油膜を作ると、トニックの浸透を妨げてしまいます。

いつお使いいただいてもいいのですが、漢方トニックは強烈なニオイがありますので夜のほうがお勧めかもしれません。

漢方トニックは100ミリリットルで2ヵ月はもちますから、1回につける量は約1・6〜1・7ミリリットル。つゆくさ化粧水はその倍になります。とはいえ、多くなっても問題はありませんので、目分量で大丈夫です。

これを百会のツボにつけます。あとは気になる部分にプラスしてもけっこうです。ただし、容器の口が頭に触れないよう注意しましょう。ここから雑菌が入り込み、トニックや化粧水が傷む恐れがあります。

2つのトニックは併用していただくことも可能です。

なお、これまでかぶれやかゆみが出たケースはほとんどありませんが、念のため最初は手などにつけて様子を見ましょう。もし、肌に合わなかった場合はすぐに使用を中止し、症状がひどいときには皮膚科を受診してください。

漢方トニック＆つゆくさ化粧水の効果をより上げるマッサージ

漢方トニックやつゆくさ化粧水を頭につけるときにマッサージを加えると、より効果が高まります。

マッサージは指の腹を使い、地肌をやさしく押していきます。力を込めてぎゅうぎゅう押しつけたり、爪を立てたりしてはいけません。

手を当てるだけでも血液の循環はよくなるものです。手のぬくもりを頭皮に伝えるつもりで行いましょう。

手を小刻みに動かしながら、下からてっぺんに向かってゆっくり押し上げるのが基本の動作です。

マッサージは側頭部から始めます。指を細かく動かして頭皮を押しながら、百会のツボまで手を移動します。

同じ要領で、後頭部、前頭部とマッサージしていきます。

最後に百会のツボと上星《じょうせい》のツボを中指で押します。百会と上星だけは、やや強めに押してかまいません。３秒押したら、３秒休むくらいのペースがちょうどいいでしょう。

マッサージには10分程度かけていただくのが望ましいですね。10分だと、だいたい３セットくらいになるでしょうか。もっともこれは理想ですので、状況に応じて調節してください。

このマッサージは血液循環をスムーズにし、身体を温めることを目的としています。トニックをつけたほうが効き目が高いように感じますが、ちょっとした休憩時間にマッサージだけを行ってもいいでしょう。

肩が凝ったり、首が痛くなったりしたときにも効き目があると思います。

トニック・化粧水の効果アップ！のマッサージ

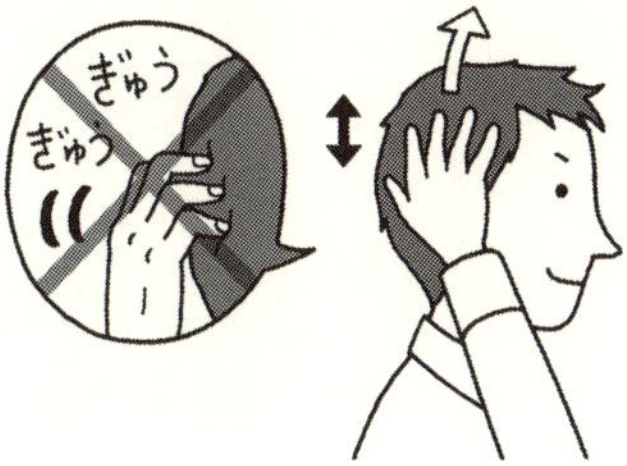

①側頭部に指の腹をあて、百会のツボまで動かしていく

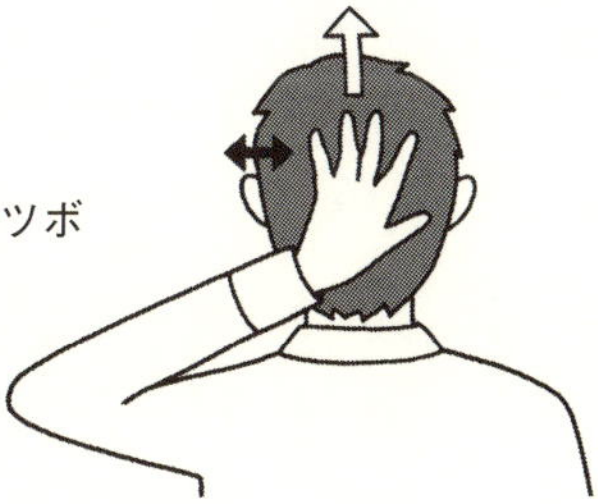

②後頭部から、百会のツボまで動かしていく

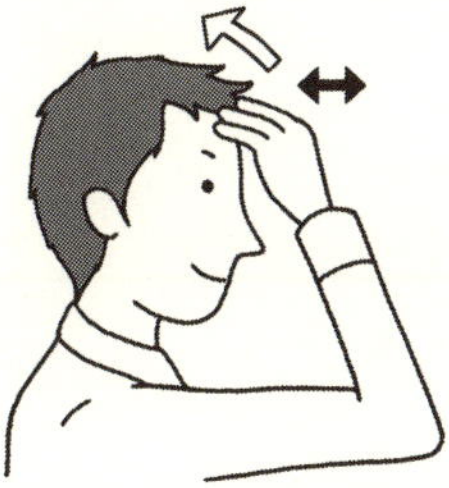

③前頭部から、百会のツボまで動かしていく

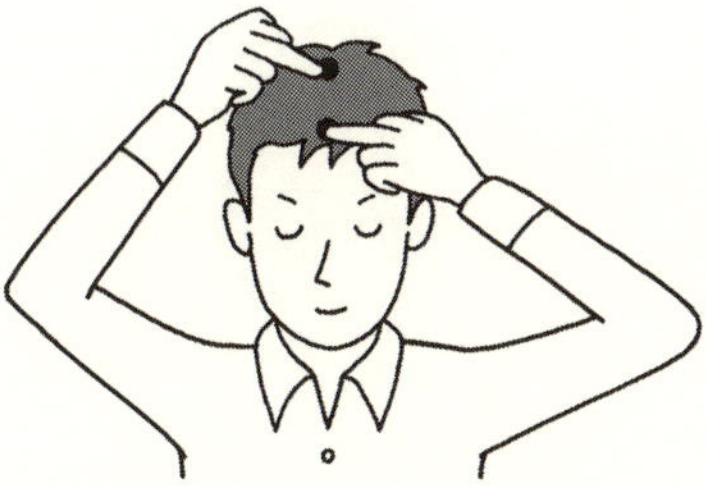

指を小刻みに動かしながら、下から頭のてっぺんまでゆっくり押しながら移動していくのが基本。10分くらいが理想です。

④最後に百会のツボと上星のツボを中指で押す

ついにたどりついた最新ブレンド、つゆくさ漢方トニック

漢方トニック、つゆくさ化粧水と2種類のトニックを考案したものの、さらにトニックの質を向上させられないかと、わたしの探求は続きました。

強力なトニック、即効性のあるトニックを目指したわけではありません。芯から頭皮を健康にしたいと考えたのです。

そして数年前、新たなブレンドを完成させました。

わたしが目をつけたのは、生まれ故郷・奄美大島から毎年送られてきていた「たんかん」です。奄美大島の特産品で、ほどよい甘さと酸味があっておいしいうえに、栄養成分も豊富です。

みかんの皮と同様、**たんかんの皮は昔から身体を温める作用に優れている**と言われてきました。お風呂に浮かべると、身体が芯から温まります。

また、たんかんに含まれるヘスペリジンは毛細血管を強くして血液や血流をよくしてくれると言いますし、β－クリプトキサンチンは体内の活性酸素を抑える働きを持っているそうです。頭皮にとってはいいことずくめですね。収穫量が少なくて、あまり市場に出回っていないのが残念です。

もうひとつのポイントは卵の薄皮。卵の薄皮は民間療法として用いられていました。殺菌力が高く、細胞を活性化させると言われるため、運動選手の怪我や打ち身、あるいはやけどの応急処置に使われたようです。頭皮の細胞を蘇らせて元気にしてくれるようで、とくに円形脱毛症に効果があるという感触を得ています。

ほかの材料も効能を吟味して選びました。

せんぶり（当薬）…体内の血液循環をよくする

かんぞう（甘草）…効き目を穏やかにする

乳酸カルシウム…活性酸素を取り除く

これらをブレンドしたものが、最新の徳富式トニック「つゆくさ漢方トニック」です。

じつはイチョウの葉はとてもいい効果を持っているのですが、毒素も含んでいます（0・7パーセントが毒素）。ドイツではこの毒素を取り除く方法があるのですが、残念ながら日本では毒素の除去ができないので使えませんでした。

これも漢方トニックやつゆくさ化粧水と同じようにお使いいただけます。110〜130ミリリットルを1ヵ月くらいで使うのが、おおまかな目安です。

ただし、材料の中に卵が入っていますので、アレルギーをお持ちの方は使用をお控えください。

すぐに効き目は現れませんが、じわじわ効いてきます。副作用を出さないためには、ゆっくりとした作用が必要なのです。1年以上かかる方もいますが、だいたいは半年くらいで効果が現れます。

たとえば、遺伝的な薄毛体質で、頭皮も赤茶けていたお客さまがいました。このまま放っておけばハゲへ一直線ですから、わたしはトニックの使用を勧めました。トニックを使い始めて5〜6年、いまでも髪はしっかり残っていて見た目はほとんど変わりません。

外見に変化がないと「なかなか増えない……」と焦るかもしれませんが、現状から減らないいってものすごく大きな成果だと思いませんか。

「5年前は俺のほうがフサフサだって自慢してたのに、あれよあれよという間に淋しくなっちゃってさ。昔と変わらないおまえがうらやましいよ」

そんな逆転現象もありえます。ゆっくりとではあっても、毎日の努力は確実に実を結ぶのです。

円形脱毛症は若い方に多いのですが、すべてとはいかないまでも改善が見られています。

ちなみに、このトニックは顔や手足にも使えます。日焼けあとにつければ、赤みを消してシミを防ぐことができます。

3種類のトニック（漢方トニック、つゆくさ化粧水、つゆくさ漢方トニック）はどれを選んでいただいてもいいのですが、現在わたしが主に使っているのはこの「つゆくさ漢方トニック」です。というのも、これが効き目として早く感じるからです。たまごの皮を入れたのがいいのでは、と思っています。頭皮に色がついている人に、散髪に来られるたびに渡していて、よくつけてくれる人は次に空きビンを持ってこられます。こうして長くお付き合いさせていただいているお客さまは、本当にありがたいことです。

トニックをつけてマッサージをしたあと、ごく少量のオリーブオイルを頭皮に塗っておくのもいいでしょう。

薄毛・抜け毛対策として、トニックは大きな味方です。ただ、その効果を最大限に引き出すためには、身体を温める、手足を冷えないように軽い体操をするなども同時に行ってください。また、気分転換も大事です。ストレスを溜めないように、朝になったら昨日のことは忘れてしまうに限ります。

とにかく、自分で何とか治そうという意志が最も肝心なのです。わたしが見たところ、人の意見を素直に聞くことができる人は効果も早いようですね。

つゆくさ漢方トニックの作り方

作り方は、元祖の漢方トニックとほぼ同じです。

〔材料〕
たんかんの皮（乾燥したもの）・せんぶり（当薬）・かんぞう（甘草）・卵の薄皮・乳酸カルシウム・ホワイトリカー（アルコール度数35度以上）・エタノール

わたしはいちいち計ったりせず大瓶に漬け込んでいるので、量は適当で大丈夫です。といっても、これではわかりにくいですよね。そういう場合は、漢方トニックの分量を参考にしていただければいいと思います。

（作り方）

1　エキスの抽出

たんかんの皮、せんぶり、かんぞう、卵の薄皮をアルコール度数35度以上のホワイトリカーに別々に漬け込み、３週間以上かけてエキスを抽出します。

2　ブレンド

カルシウムは、水７００ミリリットルに対して大さじ３の割合で溶かしておきます。溶け残りが出てもかまいません。

抽出したエキスとエタノールを次の割合で混ぜ合わせます。

たんかん　20ミリリットル　　せんぶり　10ミリリットル

かんぞう　10ミリリットル　　卵の薄皮　10～20ミリリットル

エタノール　10ミリリットル弱

ここにカルシウム水を注ぎ、全体で１１０～１３０ミリリットル程度にします。

これでブレンドは完了です。

つゆくさ漢方トニックの作り方

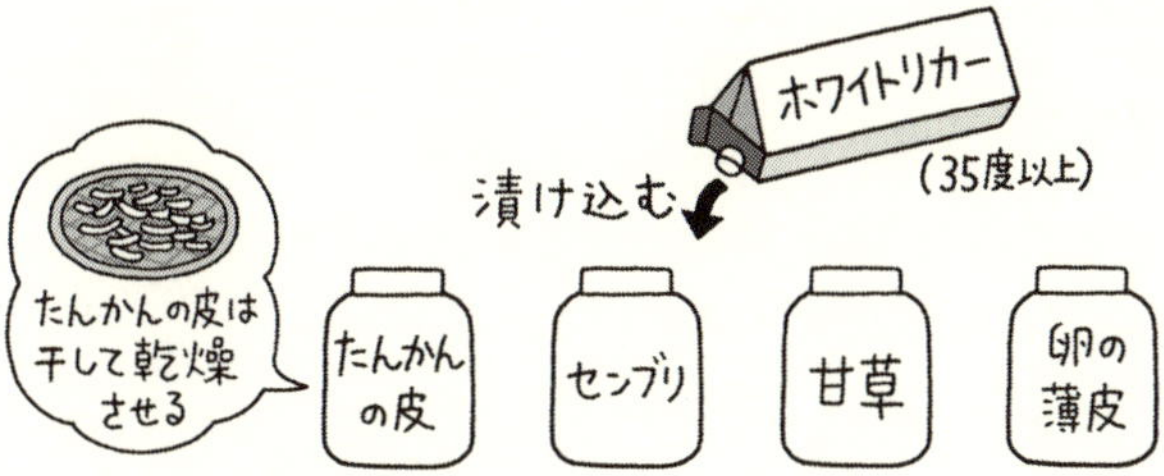

①エキスを抽出する

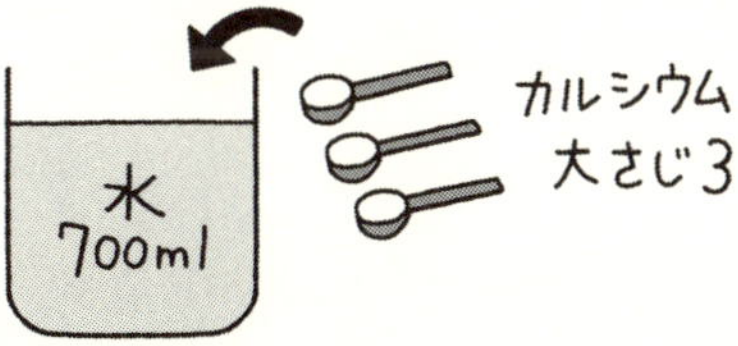

②カルシウム水を作る

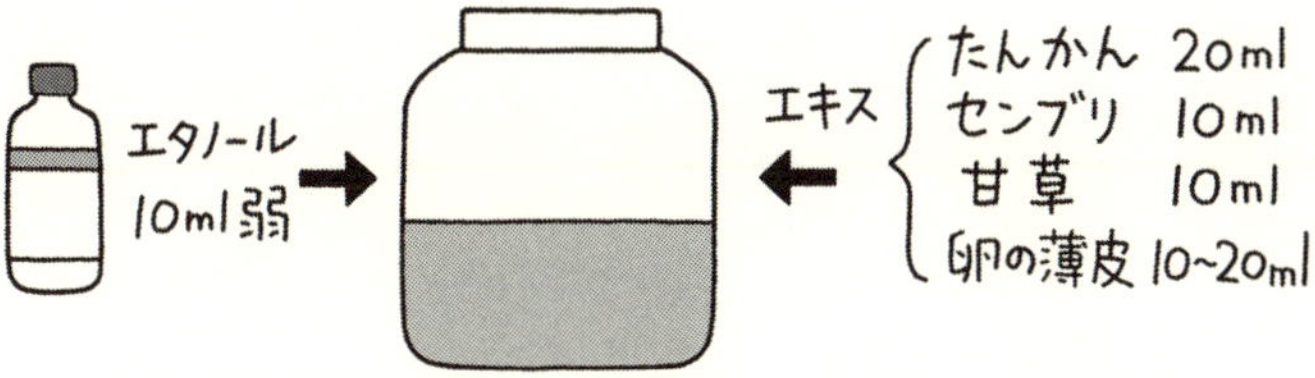

③ ①のエキスとエタノールをブレンドする

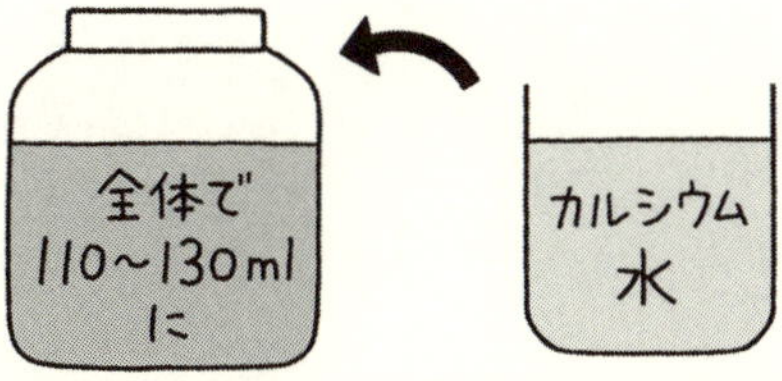

④ ③に②のカルシウム水を注いで、110 ～ 130㎖にする

作り方自体は漢方トニックと大差ないのですが、つゆくさ漢方トニックには事前の準備が必要です。それは、たんかんと卵。

この2つは髪にとてもいい効果をもたらしてくれるものの、少々手間と時間がかかってしまうのです。

卵の薄皮とは、殻の内側にある薄い膜のことです。この薄皮を丁寧にかき取って使います。ゆで卵の殻をむくと、白っぽい膜が残ることがありますよね。あれが薄皮です。

もっとも、一気に漬け込もうとすると、いっぺんに大量の卵を割らなければなりません。ですから、卵料理をするたびに少しずつ溜めていくといいでしょう。

250ミリリットルのホワイトリカーであれば、30個前後（びっしりとすき間がないように）になるかと思います。薄皮がホワイトリカーの水面から出ないように漬けてください。

一方、たんかんの皮は、むいてすぐには使えません。部屋干しをして、手で簡単に割れるくらいまで乾燥させます。乾燥しやすいように、むいたあと小さく切っておくのがコツです。エキスをぎゅっと凝縮させ、より多く抽出するために欠かせない作業なのですが、ここまでしっかり乾かすには半年以上かかります。わたしは1年乾燥させたものと、3年乾燥させたものを混ぜて使っています。あまり古くなると虫が湧くこともあるので注意してください。たんかんの皮もホワイトリカーから出ない程度の量にします。材料がホワイトリカーに漬かっていないと痛む可能性があるからです。

また、市販品はワックスや農薬も心配です。無農薬、ノーワックスのものを選ぶことをお勧めします。わたしが使用しているのは、もちろん無農薬です。

そんな気長に待っていられないという方は、陳皮で代用も可能です。陳皮はみかんの皮を乾燥させたもので、漢方薬として売っています。同じ柑橘類ですから成分も似ています。これなら農薬・ワックスも気にしなくてすむでしょう。

5

顆粒球人間とリンパ球人間について

からだが弱るほどに髪も頭皮も弱る！

内臓の弱りは髪にテキメンに表れる

最近、こんな例がありました。

いっとき体調を崩して入院されていた、80代のうちのお客さまです。入院前は髪も弱々しかったのですが、なにより悩まされていたのは、ひどいフケ。内臓の弱りからくる頭皮ストレスはフケやかゆみとなって現れることもあるのです。

すっかり健康を取り戻した現在では、きれいさっぱりフケとは縁が切れました。総白髪とはいえ、ボリュームはたっぷり、髪は見違えるような活力に満ちています。

身体の健康は髪の状態を左右するのだなあと、改めて実感させられました。

この方はわたしのトニックの愛用者で、「これはさらっとしているから、頭がすっきりするんだよ」と、うれしいこともおっしゃってくださいます。こんな声を耳にすると、わたしも苦労してトニックを作った甲斐があったと思うのです。

そうなのです。もともとトニックを作り始めたのは、お客さまとの会話がキッカケでした。発端は、いまを遡《さかのぼ》ること40年ほど前の話です。

散髪をしている最中には、お客さまといろいろな会話を交わします。ゆうべのナイターの結果から仕事や趣味まで内容は多岐にわたりますが、健康もよく話題にのぼります。

そんなとき、「なんだか胃がシクシクと痛むんだよねえ」「ここのところ食欲がなくてさ」など、胃の具合が悪いとおっしゃる方々の髪の毛が一様に弱り出していたことに気づきました。それも一人や二人じゃありません。これは、もはや偶然ではない。なにかあるぞ……と、髪と身体の健康について研究を始めたというわけです。

医者でもない、ただの床屋ですが、こちらにとってはお客さまは髪さま。

胃の弱りと髪の弱りは関係していると確信したわたしは、飲んで胃に効くなら頭に塗っても効果があるのではないかと発想し、そこから徳富式の漢方トニックが生まれたのです。髪のためならと、頭につけたり顔につけたり飲んだり……まずは自分を実験台にしながら、研究を重ねました。

55年もの間、たくさんの頭皮、頭髪を見てきて言えることは、胃に限らず内臓に何らかのトラブルを抱えていると、頭皮が酸欠を起こして赤っぽくなるということです。身体のどこかに不調を抱えていると、必ず髪や頭皮の弱りとなって現れます。とくに内臓の調子は顕著に現れやすいのです。

そこで、この章では、健康についてお話ししていきます。「髪の健康」ではなく、「髪」と「健康」の関係です。髪が弱っている方すべてが、身体も弱っているとは限りませんが、逆の図式——つまり、身体が弱っている人は、髪も弱っている——は成り立つからです。

薄毛予備軍、顆粒球人間とは？

髪の毛は、成長期、退行期、休止期というサイクルで数年単位で生え変わっています。その間、毛母細胞のなかで毛を作りだしている毛乳頭に酸素や栄養を届けているのは血液です。ということは、血流が悪くなれば頭皮は酸欠、栄養不足になり、髪はやせ細ったり、薄毛になったりしてしまいます。

健康な髪の毛のために頭皮の血流をよくすることは不可欠です。

しかし、「血液の流れ」が髪の毛に関係しているのであれば、当然「血液そのもの」も決して無関係ではないでしょう。

床屋としてのわたしの直感で「白血球」について調べているときに、偶然に巡り合ったのが免疫学の専門家である安保徹先生が書かれた『未来免疫学』という本でした。

安保先生は髪の毛については研究されていませんが、お客さまの状態と照らし合わせると白血球と髪とのつながりに納得できる点が多々あったのです。

白血球は大半が顆粒球とリンパ球で構成されています。

わたしたちの身体を異物から守るという点は同じですが、「顆粒球」は外から入ってきた異物を攻撃してやっつけるのに対して、「リンパ球」は異物を抗原として抗体を作ります。いわゆる免疫機能を担っているのです。

どちらも大事な存在ですが、注目すべきは、**顆粒球は役目を終えて死んでいくときに活性酸素を発生させるということ。この活性酸素が髪にとっては大問題で、過剰になると、頭皮や髪を酸化させてしまう**のです。活性酸素は顆粒球だけが出すわけではないものの、顆粒球が死ぬときには通常の100倍も放出します。

「じゃあ、顆粒球は少なければ少ないほどいいんだ。そうすりゃ、髪は安泰だろ」

とんでもない。顆粒球とリンパ球は車の両輪のようなもので、どちらに偏りすぎてもダメ。たとえば、リンパ球が増えすぎればアレルギー体質が強まったり、顆粒球が増えすぎれば消化機能が極端に落ちたりすることもあるのです。

健康を考えると、だいたい顆粒球60パーセント、リンパ球35パーセントがちょうどいいバランスです。

といっても、人間はそうそう理想どおりにはいきません。たいていの方は、どちらかにちょっとずつ偏っています。安保先生は、顆粒球の割合が多めの人を「顆粒球人間」、反対にリンパ球の割合が多めの人を「リンパ球人間」と名づけておられます。

顆粒球の比率が70パーセントなら、顆粒球人間の可能性が高いと言えるでしょう。血液検査の機会に見てみてください。「好中球」となっているのが顆粒球です。

お客さまに顆粒球とリンパ球の割合はどのくらいですかと尋ねても、答えられるはずがありませんから、わたしはこまごまとお話を伺い、注意深く様子を観察しました。そして、顆粒球人間の髪は弱りが出ている、つまり薄毛の予備軍と断言できるようになったわけです。

血液検査もしていないのに、どうしてその人が顆粒球人間だとわかったのかですって？　じつは、顆粒球人間かリンパ球人間かを見分けるポイントがあるのです。

あなたは顆粒球人間か、リンパ球人間か。今すぐチェック！

顆粒球人間とリンパ球人間は、どなたでも簡単に見分けられます。というのも、外見や性格などにその特徴が表れているからです。こうした手がかりがあったおかげで、わたしも髪の毛と顆粒球・リンパ球のつながりを確信することができました。

顆粒球人間・リンパ球人間には、それぞれ次ページの表のような傾向が見られます。

顆粒球人間

・やせ型　・筋肉質　・色黒
・脈が速い　・働き者　・せっかち　・頑固
・活発　・攻撃的　・意志が強い
・怒りっぽい
・集中力があり、短期決戦型　・視野が狭い
・いつもパワフル　・性欲が強い
・活性酸素が多い　・胃潰瘍、がん体質　・短命
・昼間、活動の交感神経が優位

リンパ球人間

・ぽっちゃり型　・色白
・丸くてつぶらな目　・のんびりや
・いつもニコニコ　・感受性が強い
・ストレスに強い
・持続力があるが、瞬発力は弱い
・視野が広い　・穏やかで落ち着きがある
・やや散漫　・アレルギー体質
・長生き　・夜間、休息の副交感神経が優位

思い当たる節がありましたか。

「自分はやせ型だけど、のんき。いったいどっちだ？」と戸惑う方もいるでしょう。別に不思議なことではありません。両方の要素をちょっとずつ併せ持っているのが人間なのです。どちらの傾向が強いかで判断しましょう。

これらは安保先生による分類ですが、わたしなりに見つけた顆粒球人間の特徴もつけ加えておきます。

・頭皮の色が赤っぽい
・眉毛が数本だけ長く伸びる
・耳に毛が生えてくる
・朝、目覚めたときに痰《たん》がからむ

頭皮の色や眉毛……見覚えがありませんか。そうです、頭皮ストレスは顆粒球人間の証明でもあったわけです。

それから、顆粒球人間はどちらかと言えば温かいものを好む傾向があるようです。ソーメンより温かいうどんが食べたいとか、キンキンに冷えたビールより熱燗《あつかん》のほうが好きだとか。

単に好みの問題だと思っていたかもしれませんが、無意識のうちに冷たいものを避けていたのです。冷たいものが苦手、あるいは温かいものを選びがちという方は、顆粒球人間の可能性が高いと言えるでしょう。

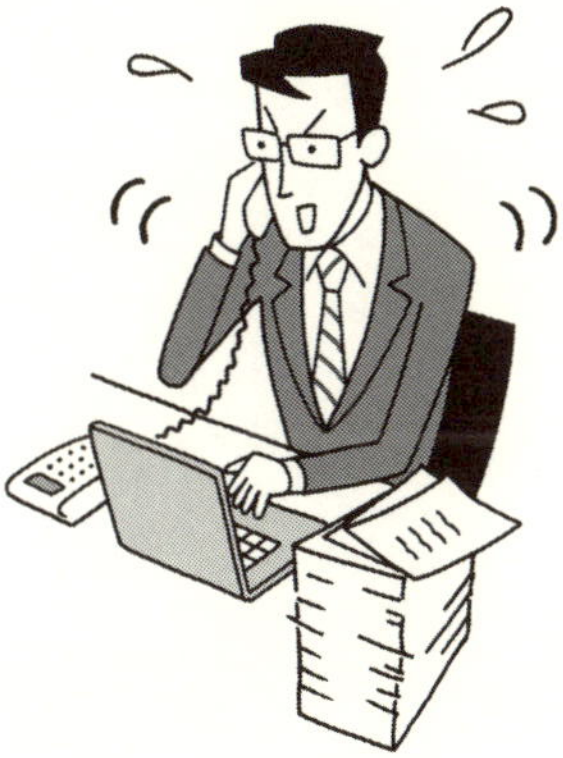

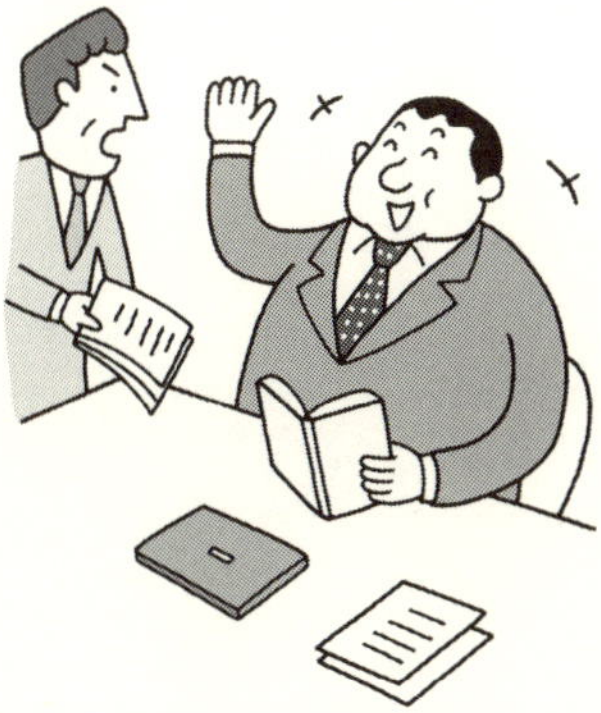

秋に急に抜け毛が増えるのは、なぜか

秋になると抜け毛が多くなる、というのは実感されている方も多いのではないでしょうか。

わたしのところに「急に抜け毛が増えた！」と駆け込んでくるお客さまが多くなるのも、この時期です。

かつては夏の日差しで髪が傷んだせいかなぁ、夏の疲れが出たのかなぁ、冷たいものを摂りすぎたせいかなぁなどと漠然と思っていたのですが、秋は気圧が高くなる時期です。

安保先生によると、虫垂炎は顆粒球が増えたときに起きるそうですが、天気の良い高気圧のときに患者さんが増えるのだそうです。

顆粒球とリンパ球の比率は常に一定ではなく、心身の状態で変わってきますし、気圧にも左右されるのです。

高気圧で顆粒球が増加する↓頭皮が酸化する↓抜け毛が増える。

秋の抜け毛問題は、こう考えれば説明がつきます。

わたしが調べたところでは、長寿の人が多い土地は気圧が低めのようです。

気圧は人間がどうこうできるものではありませんが、自分が顆粒球人間かリンパ球人間かを知っておくことは、髪を守るために大切なポイントだと言えます。

円形脱毛症、薬より前にやってほしいこと

わたしのところには女性やお子さんも含め、円形脱毛症の方が多くいらっしゃいますが、円形脱毛症も顆粒球とリンパ球が影響していると考えています。

円形脱毛症は自己免疫疾患のひとつです。何かの拍子でリンパ球がバランスを崩し、脱毛するのです。ただし、これも裏で糸を引いているのは顆粒球だと言えます。

身体の内部で「強いストレスを感じる→血流が悪くなる→顆粒球が増える」という流れが起きて、円形脱毛症へとつながっていくからです。顆粒球が増加すれば、その分リンパ球は減りますから、本来の機能を保てなくなってしまいます。

円形脱毛症の治療にはステロイドを処方されることが多いものです。しかし、わたしはステロイドの使用によって、さらに症状を悪化させる方を何人も見てきました。

ステロイドはアレルギー疾患や膠原病《こうげんびょう》、皮膚の炎症などにもしばしば用いられま

すが、その一方で長期にわたって使い続けると皮膚を薄くし、皮下組織を破壊すると も言われています。これさえあれば安心と、安易に思い込むのは考えものです。

円形脱毛症の場合、皮膚を正常な状態に戻すことが第一。まずは身体を温めるようにしましょう。トニックをつけてマッサージするなど、自分でできることもいろいろあるのです。強力な薬に頼る前に、ゆっくりと穏やかに治していく姿勢を大事にしてほしいと強く願っています。

わたしの印象では、背が高く、ほっそりしていて色黒のタイプが円形脱毛症になりやすい傾向があります。ことに、男性は大半がこの条件に該当します。

本来、女性やお子さんはリンパ球人間が多いので、円形脱毛症にはなりにくいはずです。しかし、ご相談にいらっしゃる顔ぶれを見ていると、そうとも言い切れなくなってきました。

年齢性別を問わず、みなが強いストレスにさらされる時代になったのでしょうか。学校の先生をしている女性からの相談も多数あります。日々の業務に加え、昨今ではモンスターペアレントと呼ばれる親御さんへの対応などもあり、昔よりも苦労は増えているのではないかと感じています。
これまでたくさんの円形脱毛症の方に出会ってきましたが、どうも女性のほうが回復力が高い人が多いようです。すぐに手足のマッサージを始めたり、冷えの改善に取り組んだり……。効きそうだと思う方法は素直に取り入れ、自分で管理しようという気持ちが男性より強いようですね。
円形脱毛症はできる場所によって内臓疾患の恐れもありますから、顆粒球人間は気をつけてください。円形脱毛症の原因は判断が難しいのですべてがこのとおりとは言い切れないのですが、わたしの経験上、脱毛箇所と原因は次のようになります。
後頭部…脳
頭頂部…心臓
頭全体…腎臓・肝臓
前頭部・側頭部…ストレス
これらの部分が脱毛したり、頭皮が赤くなっているときには、健康面にも気を配っていただければと思います。

以前、後頭部が円形脱毛症になったと相談にいらした方が、のちにクモ膜下出血で倒れるということがありました。顔色も赤茶けていましたので、身体中が酸化していたのでしょう。

病気になったときでも、酸化していない方のほうが回復力が高いように感じます。頭皮も身体も酸化させないことが大事です。

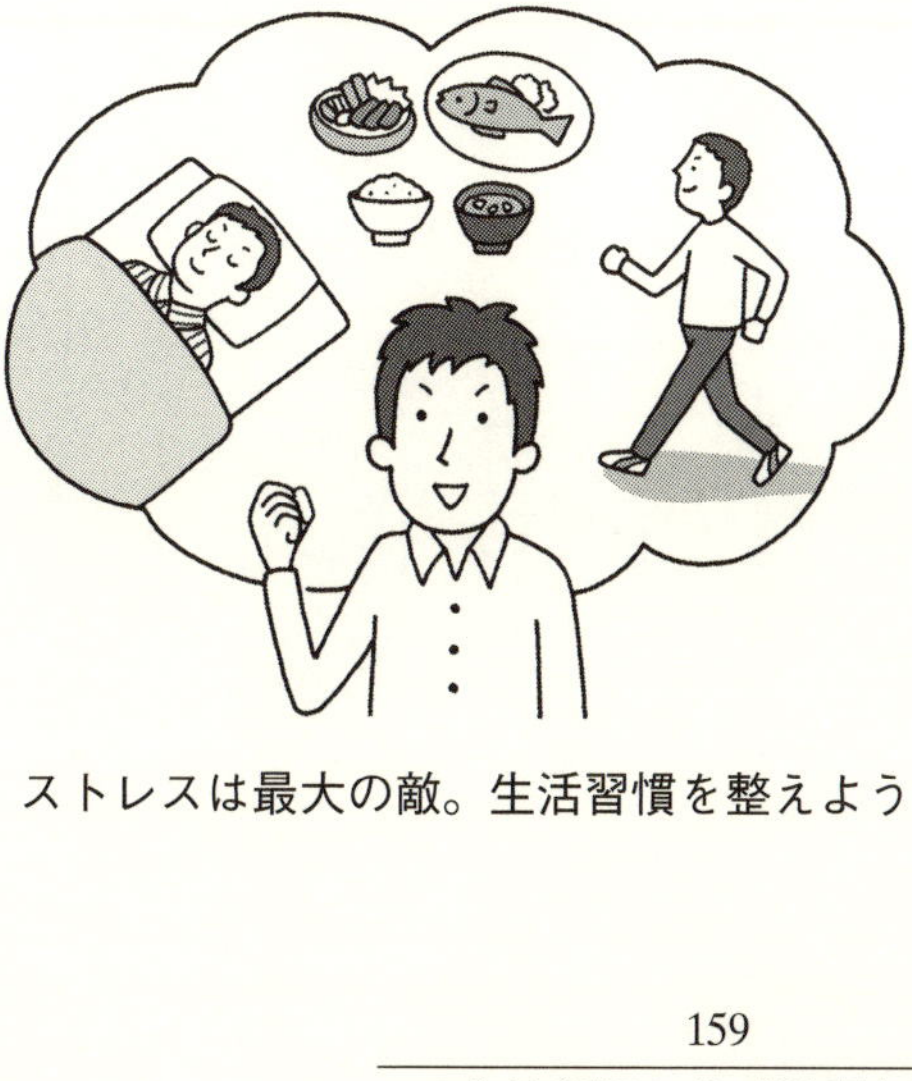

ストレスは最大の敵。生活習慣を整えよう

生活習慣を変えたら、リンパ球が増えた！

顆粒球はけっして悪者というわけではありませんが、髪のことを思うとちょっとばかり遠慮してもらいたいところです。ただ、人間の身体はうまくできていて、リンパ球の比率が高まれば顆粒球は減少します。

となれば、顆粒球人間は何としてもリンパ球を増やさなければなりません。トニックやマッサージは、もちろん心強い味方になってくれますが、それ以上に大事なのは日ごろの生活習慣。食事や睡眠といった暮らしのあれこれは、確実に髪に跳ね返ってきます。生活が乱れたままでは、いくらトニックを使っても効果がプラスマイナスゼロになってしまうのです。

表面だけでなく、身体の内側からもケアしていくという発想に切り替えましょう。

ちょっとした自慢ですが、わたしのリンパ球増加体験をお話しさせていただきます。

顆粒球とリンパ球についてもっと理解を深めるために平成9年に自分の白血球を調べたところ、なんと18％という衝撃の数値。15％を切ったら身体に深刻な影響を及ぼすとも言われているのですから、焦るなというほうが無理な話です。しかし、この数値を3年後には28・2％に、5年後には35・7％へと上げることができました。時間はかかりましたが、当初のおよそ2倍にまで増やすことができたのです。

何をしたかって？

もう、ピンと来た方もいらっしゃるかもしれませんが、生活習慣を変えたのです。わたしは格好の実験材料ですからね。食べ物、飲み物、睡眠、休日の過ごし方、室内の色……ありとあらゆることをリンパ球を増やす方向へと変えてみました。もし成功すれば、髪を守るという目的にも役立ち、お客さまのためにいい情報をアドバイスできるようになると意気込んで挑戦したのです。

結果は大成功。髪の毛にとってもリンパ球にとっても、生活習慣がいかに大切か痛感しました。このように身をもってリンパ球の増加を経験したからこそ、生活習慣を見直してくださいと力説したいのです。

食習慣でハゲになる

最近は、どんな地方でもコンビニもありますし、外食もしやすい時代ですから、食べ物に困るということはまずありません。でも、健康面も同じですが、口に入ればなんでもいいいってものではないんです。

お腹が膨れれば満足してしまい、かえってバランスを崩すということが起きてしまいがちなんですね。とくに若い人や男性は無頓着でいけません。

栄養バランスを欠いた食事を続けていたら、どんなに体力がある若者でもみるみる頭皮は赤茶け、皮脂も不足して髪がパサパサになります。見た目の元気さと頭は対照的で、遠くない将来にハゲ間違いなしと、わたしは太鼓判を押します。でも、それはこの生活を変えなければという話。

食事はいくらでも自分で気をつけられるもの。髪を救うのも難しくはありません。

かつて、「こりゃ、まずいわ」という状態だった一人暮らしの学生さんがいました。けれど、夏休みに帰省して、1ヵ月毎日お母さんの手料理をたっぷり食べたところ、髪は見違えるようにツヤツヤとし、頭皮も青白さを取り戻したのです。栄養補給が十分にできれば、短期間でこんなにも髪は元気になる好例だと言えます。

バランスに加え、日々の食事には髪にいい栄養も盛り込んでいきましょう。

それは動物性タンパク質と緑黄色野菜。

肥満の元だと敬遠されがちですが、動物性タンパク質は重要です。髪にとって命とも言える血液を作るうえで欠かせない栄養素なのです。とくに、卵は良質なタンパク質ですから、わたしもよく食べています。

バランスさえとれていれば、あとは食べたいものを食べればいいと思います。ただし、暴飲暴食はいけません。内臓にトラブルが起きたら、髪だって弱ります。

ちなみに、お酒は薄毛には関係ありません。といっても、これも程度問題です。ほろ酔いぐらいならけっこうですが、二日酔いでへろへろになるほど飲むのは避けましょう。食べ過ぎ、飲みすぎにはくれぐれもご注意を。

薄毛に効く食べ物があった

今度は頭皮の酸化を防ぐ、リンパ球を増やすという観点から見ていきます。

つゆくさ化粧水でもおわかりのように、カルシウムは身体の酸化防止のエースです。小魚や小エビ、牛乳などカルシウムを多く含む食品を積極的に食べましょう。アルカリイオン水もカルシウムが多いと言われています。

また、ビタミンA、ベータカロチン、ポリフェノール、アントシアニン、リコピンも活性酸素の除去に効果を発揮します。これらの成分は、にんじんやほうれん草といった緑黄色野菜、トマト、スイカ、赤ワインといった食品に含まれています。

それから、エイコサペンタエン酸（ＥＰＡ）やドコサヘキサエン酸（ＤＨＡ）と呼ばれる不飽和脂肪酸も大きな味方です。青魚に多く含まれ、白身魚には少ないようです。イワシ、サバ、サンマ、ブリ、マグロといろいろありますから、お好みの魚を召しあがってください。

卵、レバーなどのコレステロールも、ほどほどにとりましょう。

にがいもの、酸っぱいものについては、ちょっと注意が必要です。これらはいい働きもしてくれるのですが、多量の摂取は逆効果になりかねません。身体が欲したときに少し食べるというくらいが適量でしょう。

逆に、口にしてはいけないのが酸化した食べ物。腐ったものは食べないでしょうが、少し傷んだ程度ならもったいないと食べていませんか。でも、傷んだ食品も酸化しています。それと、見落としがちなのが油です。古くなると油も酸化します。この油を使って調理すれば、新鮮な食材も酸化まみれになってしまいます。

酸化したものはたいていマズイと感じるのでたくさんは食べられないものの、口に入れないよう気をつけたいものです。

「酸化も無駄も防ぐには、食材はどんどん食べ切ってしまうに限るわね」

この意見、大賛成です。

睡眠不足の髪は、どんどんしおれていく

寝る子は育つと言いますが、寝る髪も育ちます。

さすがに育つという表現はオーバーだとしても、睡眠不足はテキメンに髪に現れます。

睡眠不足の髪は見た目からして違っています。ハリもツヤもなく、へたり込んでいるような弱々しさ。頭皮を見れば、酸欠で赤茶けた色です。

若いからといって油断はできません。若い方は睡眠不足でも体力的には平気かもしれませんが、髪は弱ります。遠距離通学や受験勉強で睡眠が足りなかった中学生が、髪の毛ばかりか眉毛まで抜けてしまった例もあるのです。

ツイッターやらゲームやら誘惑はたくさんありますが、際限なく続けては夜更かしの元です。適当なところで切り上げて、睡眠は十分にとってください。だいたい8時

間程度が望ましいのではないでしょうか。

ただ、「何十年も睡眠時間は5時間だよ。それで眠くもならないし、体調も悪くない」という方もいて、睡眠の充足感は個人差があるようです。ご自分のリズムに合っているのがいちばんだと思いますが、頭皮ストレスが見られるときには少し長めの睡眠を心がけたほうがいいでしょう。

とはいえ、どうしても睡眠時間を削らざるをえない場合があることも承知しています。通勤・通学に時間がかかったり、生活が不規則になりがちな仕事だったり、小さなお子さんがいたり……。途中でちょっと昼寝というわけにもいきませんよね。

こういう方々は睡眠で頭皮にストレスを与えてしまうぶん、ほかのところで補いましょう。

頭皮や髪のケアをしっかりする、栄養バランスを考えた食事をとるなどほかの部分に気を配り、少しでも髪への負担を減らしてあげるようにしてください。

また、顆粒球人間には、胃潰瘍、胃もたれ、食欲不振の傾向が強いという特徴があります。どうも顆粒球人間は、あまり胃が丈夫にできていないようです。

顆粒球人間を自認するわたしも、消化が悪く胃が弱いと感じていました。胃が重いままだと寝つきが悪くなりますし、ぐっすり眠れません。眠りが足りなければ、リンパ球は増えないのです。

リンパ球を増やそうとあれこれ模索するうちに、わたしが突き止めたことがあるのです。右手が交感神経に、左手は副交感神経に関係しているようだ、ということです。学術的な説明を求めないでくださいね。これは経験と実践からつかんだ実感です。

左手で胃のあたりをこすると、しだいに胃が軽くなっていきます。右手でも試してみましたが、左手のほうが効果が高いように感じます。

また、左手を胃のあたりに当てて横になると、すっと眠りに入れるのです。寝つきがよくなったことは大収穫です。かつては左を向いて寝ていたものの、これに気づいてからは右を向いて寝るようになりました。こちらの姿勢だと左手が当てやすいからです。

余談ですが、身体の右側を下にして眠るほうが腰を痛めにくいと、ラジオで聴いたこともあります。

胃がすっきりするうえによく眠れる。この寝方はいいことずくめでした。

睡眠は毎日のことですから、気持ちよく眠れるかどうかは重大な問題です。睡眠不足が積もり積もれば、髪もへたってしまいます。

たいへん地味な方法ではありますが、お試しいただく価値はあると思います。

頭皮の酸化と自律神経の密接な関係

次の話題に入る前に、ちょっとだけ自律神経の話におつき合いください。

わたしたちの意思とは関係なく、血管や内臓、内分泌器官などの身体機能を自動的に調節してくれるのが自律神経です。自律神経は交感神経と副交感神経という2つの働きを持っています。

交感神経が優位になると意欲的になり、活発に行動ができます。逆に副交感神経が優位になれば心が落ち着き、くつろいだ気分になります。両者はシーソーのようにバランスを保っています。

さて、ここからが本題です。

自律神経の働きは髪とも深く関わっています。じつは、交感神経が優位なときには顆粒球が増え、副交感神経が優位なときにはリンパ球が増えるのです。

つまり、**頭皮の酸化を防ぐためには、副交感神経が優位な状態であることが望ましいわけです。**

自律神経をコントロールするなんて不可能にも思えますが、難しい話ではありません。

副交感神経は、ゆっくりのんびりが基本。ですから、生活をゆったりペースにすれば、副交感神経を優位に持っていくことができるのです。

たとえば、ご自身の朝の様子を思い浮かべてください。夜更かしをして時間ぎりぎりに飛び起き、朝食もトイレもそこそこに大急ぎで支度をして出かける。こんな方、多いのではないでしょうか。

これでは副交感神経が優位になってくれません。

かつてはわたしも、たいそうせわしなく行動していました。朝バタバタと起き出して朝食をかっ込むや否や、6時か7時には仕事に取りかかるという日々を送っていたものです。

しかし、副交感神経とリンパ球の関係を知ってからは、なにごともゆっくりペースを心がけるようになりました。まず、お店には8時になるまで下りていかないと決めました。すると、慌ただしく朝食をとる必要がなくなりますし、トイレにも落ち着いて入れます。

眠る、食べる、排泄するは、生きるうえでの基本です。生活すべてをスローにというわけにもいかないでしょうが、少なくともこの3つはゆとりを持って行ってください。

近ごろは片時もスマホを手放せない方が増えているようで、これもどうかと思いますね。スローペースにするのは、何よりも精神を安定させることが目的です。食事の最中も目はスマホに釘づけといった状態では気もそぞろになり、ゆっくり味わうゆとりも生まれません。食事の時間は、食べることに専念してほしいものです。

ゆったり行動するのと同時に、交感神経を刺激しないことも大切です。

赤い服を着ると元気が出るとも言われるように、赤い色は交感神経を活性化させます。そのため、赤いカーテンや赤いクッションなどは、なるべく控えたほうがいいでしょう。

わたしはお店で使うクロスを赤から白っぽい色に変えました。自分自身はもとより、お客さまもこのほうがくつろげますからね。

また、交感神経が優位になっているときに、にがいものや酸っぱいものを少し摂取すると排泄が促され、副交感神経優位に戻ります。ただ、量が多いと副交感神経が刺激されすぎてしまいます。これらは少量でと申しあげたのは、こんな理由があったからです。

それから、健康のために適度な運動は必要ですが、あまり激しい運動はお勧めできません。呼吸の2パーセントは活性酸素になるといわれており、激しい運動はより多くの酸素を取り込んでしまうからです。

ぜいぜいと息が荒くなるような運動は避け、軽めの運動へと変えていきたいものです。

せっかちな性格をのんびりやに変えろと言われても難しいものがありますが、行動をスローダウンすることなら、どなたでも可能だと思います。まずは、なにごともゆったり行うという意識を持ちましょう。

冷えは薄毛を加速させる

寒い季節は手足が冷たくなります。頭はあまり寒いとは感じませんが、髪にとって冷えは禁物です。帽子をかぶって頭を防寒すればいいという話ではありません。身体全体の冷えが問題なのです。

着膨れした姿は見栄えがよくないと思いますよね。でも、寒さを我慢して震えながら薄着で過ごしたら、薄毛へまっしぐらとなります。冷えは血流を悪くしてしまうからです。

冷えの影響は、左右の生え際に現れるケースが多いものです。この部分がだんだん後退していきます。ここに頭皮の赤茶色が加われば、さらに薄毛のスピードはアップしてしまうでしょう。

どんなおしゃれを楽しんでいただいてもけっこうですが、身体を冷やすような格好はいけません。冷え性の方はそもそも身体が冷えやすくできていますので、いっそう髪には気をつけてほしいと思います。

靴下をはく、首や足首にタオルを巻く、防寒下着を着るなど、血流をよくする対策を忘れないようにしてください。夏場でもクーラーが効きすぎて寒いこともあるので、季節を問わず冷えには気をつけたいですね。

ところで、あなたはこむら返りの経験がありますか。こむら返りと薄毛もおおいに関係があるんですよ。しかも、たびたび起こす場合は要注意です。

「そんなこと言われたって、あれは勝手になっちゃうんだよ。しかも、寝ている間が多いとくる。防ぎようがないじゃないか！」

いいえ、ちゃんと防ぐ手立てがあるのです。

こむら返りの原因はいろいろ考えられますが、冷えも一因にあげられます。冷えによって一時的な血流障害が起こり、急激な酸欠を招いた結果、こむら返りという症状になって現れるそうです。とくに中高年には、このパターンがよく見られます。

血流の悪さ、酸欠とくれば、髪に悪影響が出るのは必至です。実際、薄毛の方にお尋ねすると、頻繁《ひんぱん》にこむら返りを起こすという答えが多いのです。

靴下をはいて寝る、肩口にタオルを巻く、襟元《えりもと》までしっかり留まるパジャマを着るなどして、睡眠中も身体が冷えないように工夫しましょう。寝ていると足が布団からはみ出しても気づかないことがありますので、ハイソックスでふくらはぎまで覆っておくのもいい方法です。

ちなみに、顆粒球人間もこむら返りをよく起こす傾向があります。人間は交感神経が優位になると緊張し、副交感神経が優位になると緩和状態になります。交感神経が勝る顆粒球人間は、眠っていても十分に緊張が解けていないのかもしれません。

こむら返りの対策としては防寒のほかに、足三里のツボのマッサージが有効です。すねの骨から少しだけ外側、ひざから指3本分くらい下がったあたりに足三里はあります。押すと気持ちがいい、もしくは痛いと感じる場所です。

寝る前に、ここを軽くたたくか、揉んであげるといいでしょう。

姿勢がいい人は髪の威勢がいい

背筋がすっと伸びている人は颯爽として見えるだけでなく、髪にもハリがあります。反対に、背中を丸めている人の髪は弱々しげです。これ、単なる印象ではないんですよ。

姿勢がいい方というのは背筋が強く、骨盤もしっかりしています。まっすぐな背中は血液や酸素が流れやすいため、頭部へもこれらがスムーズに運ばれていくのです。

加齢によって背筋は弱くなりますから、高齢になると腰が曲がったり背中が丸くなったりすることがあります。ただ、ここ十数年くらいで背筋が弱いお子さんも目立つようになりました。調髪台に座らせても、前かがみになってしまうのです。ずっとこの姿勢を続けたらと思うと、髪の行く末がちょっと心配になります。

ご自分では気づいていないかもしれませんが、座っているときに姿勢が悪くなる方ってけっこう多いものです。足を前に投げ出して椅子からずり落ちそうな格好をしていたり、机に鼻がくっつくほど前傾姿勢になっていたり。

悪い姿勢は背骨をゆがませ、さらには骨盤までゆがませる恐れがあります。こうなると血流も滞り、髪への栄養補給ができません。

大きく伸びをする、深呼吸をするなどして、ときどき背筋を伸ばすようにしてください。

また、背筋には問題がなくても、**内臓が弱っているとどうしても猫背になりがち**です。内臓のトラブルは髪や頭皮にもダメージを与えます。

こちらは姿勢を正すというより、生活習慣を見直してほしいですね。

いまでは店に入ってきたお客さまの姿勢を見るだけで、「おっ、この髪は将来も安泰だな」と判断できてしまいます。

身体の疲れから髪の疲れへ

仕事や家事、子育て……と現代人は大忙し。疲れていない人なんて皆無かもしれませんね。疲れはすぐさま不安材料とはなりませんが、放っておくと薄毛、抜け毛、髪の弱りにつながっていく心配はあります。

疲れるなといっても無理な話ですから、しっかり食べてよく眠り、疲れを残さないようにしましょう。

ただ、本人は実感していなくても、身体が疲労を訴えている場合があります。これは見逃さないようにしたいですね。

たとえば、目の周りにできものがあったり、クマができていたら、髪は弱り出しています。このへんは皮膚が薄いため、身体全体の不調が出やすいのです。睡眠不足や疲れのほか、暴飲暴食、ストレスなどの原因が考えられます。

肌荒れやお化粧のノリを気にする女性はコンディションの変化に敏感なものですが、男性も注意していただきたいと思います。

また、順番待ちをしていただいているお客さまを観察していて、おもしろいことを発見しました。

ときおり、片方の靴を脱いで、反対の足の甲にかかとをぐりぐり押しつけている方がいらっしゃるのです。平然と雑誌を読んでいる姿から察するに、どうも本人は無意識にやっている様子です。

不思議な行動に興味をひかれて調べてみたところ、足の甲には太衝《たいしょう》というツボがあることがわかりました。太衝は疲れや冷え、肝臓に効くツボです。

前日にクーラーで身体が冷えたか、それともお酒が過ぎたか理由はわかりませんが、身体が発する要求に従って知らず知らずツボマッサージをしていたのでしょう。どこを押せば癒されるのか、身体は知っているんですね。

これは無意識の行動なので、ご自分では自覚しづらいかもしれません。でも、気がついたときには疲労回復に努めましょう。

ツボとマッサージでリンパ球を増やす

生活習慣の見直しのほか、リンパ球を増やすのに効果的なマッサージがあります。前述した「肩井のツボ」と「天柱のツボ」もリンパ球を増やしてくれますが、もう2つ紹介しましょう。

眉尻と目尻の中間から少し外側より、ちょうどこめかみのあたりにある**「太陽のツボ」**。そして、耳を前に倒したときに上辺が当たるあたり、髪の生え際に位置する**「角孫《かくそん》のツボ」**です。

ここをやさしく揉みほぐしてください。強く押してはいけませんよ。手を当てるだけでもけっこうです。

次は指先のマッサージです。

右手の親指と人さし指で、左手の親指を爪が上になるように挟み込み、ぐりぐり揉みます。同じように小指まで揉んでいきますが、薬指は飛ばしてください。一方の手が終わったら、反対の手も同様に揉みます。1～2回やれば十分です。

「なんで薬指だけマッサージしないの？」

じつは、薬指は交感神経を刺激してしまうポイントなのです。

わたしはトイレに入ったときにこのマッサージをします。別にトイレでなくてもかまわないのですが、マッサージをしていれば必然的に排泄もゆったりペースになるからです。

故郷の奄美大島では「トイレが長い人は長生きする」と言われています。顆粒球人間はトイレもそそくさとすませてしまいがちですから、せめてマッサージをしながら落ち着いて排泄をしてください。

また、親指と人さし指のつけ根の骨がぶつかるあたりで、ほんの少し人さし指寄りに**「合谷《ごうこく》のツボ」**があります。ここを揉むのもいいでしょう。

マッサージをしている間に、不思議と気持ちも穏やかになってきます。

それから、マッサージとは異なりますが、よく笑うことも大切です。

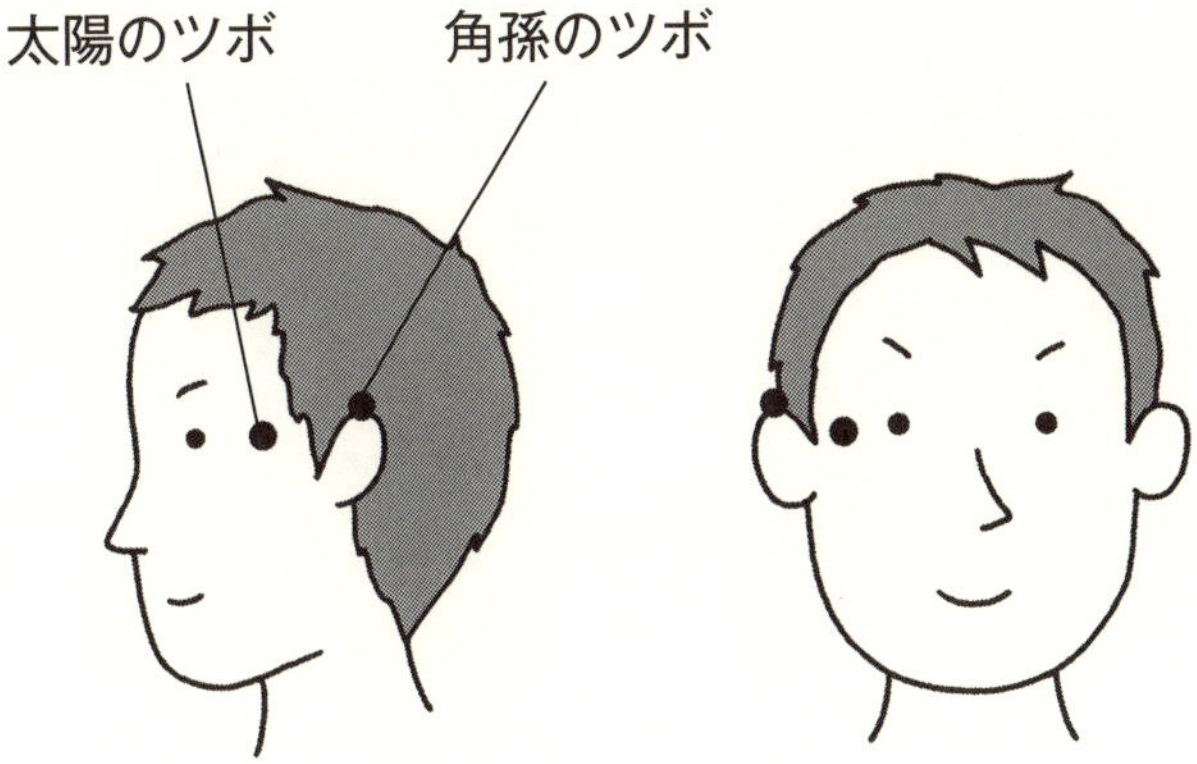

・眉から指1本半分外側にある「太陽のツボ」
（こめかみより少し目尻寄りのイメージ）

・耳の真上の髪の毛の生え際あたりにある「角孫のツボ」

笑いが身体に与える影響は無視できません。専門家の研究によって、笑いには痛みを緩和し、免疫力を向上させる効果があるという結果が報告されているのです。

リンパ球人間の特徴にも、いつもニコニコしているとありました。笑顔とリンパ球はたしかに結びついていると言えます。

「けどさ、そうそういつも笑ってられないよ。マスターだって、落ち込んだりムシャクシャすることもあるだろ？」

たしかに、生きていれば、楽しいことにも苦しいことにも出くわします。でも、笑える気分でないときは作り笑顔でもかまわないのです。無理やり作った笑い顔でも、緊張を解きほぐす効果はあります。

笑顔は誰でも作れますし、時間も手間もかかりません。1日1回は笑ってみることを習慣にしてはどうでしょう。リンパ球もきっと笑顔に応えてくれますよ。

もっと身体の内側から健康に。わが家の特製粉末ドリンク

リンパ球を増やすことは、すなわち免疫力を高めることです。

活性酸素が原因で、顔と同じように頭にもシミができることがあります。けれど、リンパ球が増えると、シミが薄れていくこともわかりました。

少しでもそのお役に立ちたいと、これまでトニックやマッサージ、生活習慣の見直しなどを提案してきました。たとえば、本章の最初で書いた80代のお客さまは黒ずんで見えるほど頭皮に色がついていましたが、トニックを使ううちにきれいな色に戻ってきたのです。わたしはリンパ球が増えたおかげだろうと考えています。

顆粒球が増えることを、わたしはよく「顆粒球が爆発する」と表現します。顆粒球の爆発は髪を弱らせますが、さまざまな事例を研究するうちに健康を損なう原因にもなっていると気づきました。それからというもの、もっともっと身体の内側から免疫

力を高めることはできないかと思うようになったのです。

内側からとなれば、地肌につけるだけでは足りません。そこで、近ごろは飲むことができるものも考えています。

アシタバやゴーヤ、たんかんの皮など食べ物を中心に、これらを乾燥させて粉にしました。早い話が、健康ミックスジュースの粉末版といった感じですね。

もっとも、わたしは基本的に食べ物はみな漢方薬だと思っています。ですから、身体を温めたり、血液循環がよくなる材料を、効率よく摂取できる方法を考案したわけです。ここに活性酸素を取り除く乳酸カルシウムや、作用を緩和する甘草も加えました。

できあがったものを、妻に試してもらいました。食前に1グラムずつ、1日1～3回飲みます。すると、2ヵ月ほどでリンパ球が上昇し始め、当初24・2％だったものが1年後には36・6％まで増加しました。

また、以前は年に2～3回、1週間ほどひどい風邪で寝込んでいたのですが、現在では寝込むことはほとんどなくなっています。これも身体が温められて血流がよくなり、リンパ球が増えたために免疫力がアップした成果なのではないかと思います。

ただ、この粉末をご家庭で作るのはちょっと難しいかもしれません。

わたしも最初は家にあるミキサーで粉末にしていたのですが、粒が大きすぎるせいかどうものど越しがよくないのです。いまは近所のお米屋さんにお願いして、業務用の機械で非常に細かく砕いていただいています。

もし、ご興味がおありなら、ハッピー理容までご連絡くださればご相談に応じます。

髪にも身体にもいい食材は積極的に摂りたいもの。料理に使ったり、ジュースにしたり、いろいろ工夫をしてみてください。


ここまでいろいろと書いてきましたが、いかがでしたでしょうか。

髪と頭皮を見て触れて半世紀以上。いまのわたしが最後に改めて強調したいのは、**髪も健康もリンパ球が大事**、ということです。リンパ球を意識した生活で、一人でも多くの薄毛に悩む方に変化が表れれば、著者としてこんなに嬉しいことはありません。

皆さまの髪と頭皮の健康を祈りつつ、筆を置きたいと思います。

髪や頭皮、またトニックの作り方などについて
もっと詳しくお知りになりたい方は、左記までご相談ください。

毛髪科学研究所
〒676－0822　兵庫県高砂市阿弥陀町魚橋998－3
ハッピー理容
電話　079－448－2069

著者紹介

徳富知厚（とくとみ・ちこう）
昭和19年生まれ。奄美大島出身。兵庫県高砂市にて「ハッピー理容」を開業している床屋歴55年のベテラン理容師。髪にとって大事なのは、「良い髪を育てる頭皮（土壌）」だと一貫して強調し続け、現在までのべ20万人もの髪と頭皮を見て触れてきた。髪そのもの以上に、身体から頭皮、頭髪を考える、その独自の発毛・育毛の研究には定評がある。
髪と頭皮にいいつもりのスカルプケアがかえってダメージを与えているとしたら…薄毛が心配な老若男女すべての人に捧げる一冊である。

頭皮《とうひ》ストレスをなくすと髪《かみ》がどんどん増《ふ》えてくる

2015年11月10日　第1刷

著　　者　徳《とく》富《とみ》知《ち》厚《こう》
発 行 者　小澤源太郎

責任編集　株式会社 プライム涌光
電話　編集部　03(3203)2850

発 行 所　株式会社 青春出版社
東京都新宿区若松町12番1号 〒162-0056
振替番号　00190-7-98602
電話　営業部　03(3207)1916

印　刷　中央精版印刷　製　本　大口製本

万一、落丁、乱丁がありました節は、お取りかえします。
ISBN978-4-413-03975-8 C0077